JN125811

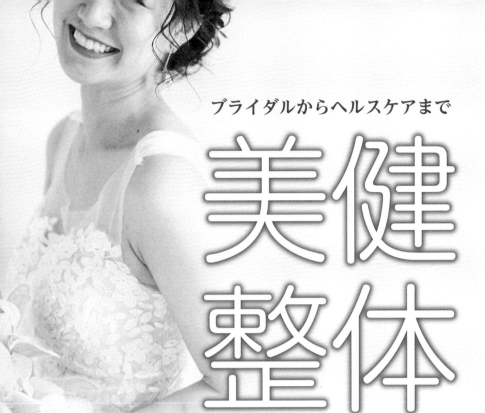

ブライダルからヘルスケアまで

美健整体

「力を出さずに結果を出す」
施術の極意

八賀 千枝
はちが整体院院長

BAB JAPAN

はじめに

　こんにちは。今この本を手にとっていただいているあなたに、心から感謝いたします。

　私は、整体師になる前は全く異なる業種に携わっておりました。その中の一つが、ブライダル業界です。結婚式の営業から当日の式まで新郎新婦のサポートをさせていただくウェディングプランナーの仕事や、婚礼司会を行っていた時期もあります。なので、結婚式の裏側については人よりも少し詳しいほうかと思います。

　整体師やセラピストというと「施術が仕事」と思う方が多いと思いますが、実際は施術だけではありません。施術のスキル以外にも必要なものがたくさんあります。たとえば、コミュニケーション能力、営業力、共感力。そして、クライアント様のお悩みに寄り添えるさまざまな分野の知識など。そういったスキルは、過去の仕事やプライベートなど、さまざまな実体験から得られることが多いので、多くの経験をされてきた方ほど、整体師・セラピストに向いていると思います。

　この 10 年、試行錯誤を重ねながら、整体院の運営をしてきましたが、ありがたいことに経営で困ったことはありません。「1 回で結果が出る」と好評をいただいている施術技術はもちろんですが、それ以外にもさまざまな要素があると思っています。

　自分なりに考えると、「ブライダル整体」についての独自の手法は、はちが整体院の特徴としては大きいのだろうという結論にたどり着きました。この手法は、クライアント様には心から喜んでいただけますし、

サロンオーナーとしては経営が安定し、ハッピーになれる。双方ウィンウィンなのです。私の中にだけに留めておくのはもったいないことだなと思うようになりました。そして、この技術をもっと世の中に広めたい、施術者の仕事を大好きになってもらいたいと思うようになったのです。

　本書では、私が10年にわたり安定して運営してきた、整体院の舞台裏をお見せします。さらに、クライアント様に大好評な私の整体技術を、ブライダル整体だけでなく、通常の治療系施術についても、初めてご紹介、解説しています。
　この本を参考に実践していただくと、以下のような変化を実感していただけるのではないかと思います。
　クライアント様との距離が縮まり、リピート率が向上。満足してくださるクライアント様が増えると、ご紹介での来院も増える。リピートやご紹介等の良質なクライアント様が増えると経営面も安定する。経営面が安定することで施術者の心も安定し、心身ともに健康になっていく。施術者の心が安定することで施術のレベルも上がり、ホスピタリティレベルも上がる。クライアント様の満足度もますます高まる。そしてまたリピーターさんが増える……。
　そうなると、施術者は仕事が楽しくてたまらない状態になるかと思います。まさにそれが今の私です。本書で一人でもそのような方が増えることを願っています。

美健整体＊目次

はじめに……………………………………………………………… 2

第1章　日本の整体は世界で唯一無二

世界に存在する施術のいろいろ………………………………… 8

「整体」は日本オリジナルの施術 ……………………………… 12

マッサージと整体の違い………………………………………… 15

整体は一度で効果が出るの？…………………………………… 17

よい整体院、治療院を見つけるには？………………………… 19

第2章　体ではなく頭を使う八賀式整体術

体力を使う施術は一生続けられない…………………………… 22

力を入れないのに「力」を感じる施術………………………… 24

毎回の施術がクライアント仕様のオジリナル………………… 25

八賀式整体術はセラピストごとに形が違う…………………… 26

第3章　施術「基本の流れ」

施術プランニングの流れ………………………………………… 28

カウンセリング＆施術プランニング…………………………… 34

美容整体「基本の型」（流れ）

〔1〕うつ伏せの施術 …………………………………………… 36

〔2〕横向きの施術 ……………………………………………… 41

〔3〕仰向けの施術 ……………………………………… 46

〔4〕座位の施術 …………………………………………… 62

〔5〕立位の施術 …………………………………………… 72

施術を終えて………………………………………………… 75

主訴に合わせた施術

1 首から下の不調……………………………………… 76

2 眼精疲労…………………………………………… 76

3 四十肩・五十肩…………………………………… 77

4 胸郭出口症候群…………………………………… 78

第4章　八賀式もう1つの真骨頂！ ブライダル整体

ブライダル整体を始めたきっかけ………………………… 80

ブライダル整体が支持される理由………………………… 83

八賀式ブライダル整体の特徴

①ドレスの似合う姿勢に…………………………… 85

②鎖骨を出して胸元を美しく見せる……………… 86

③後ろ姿を印象的にする肩甲骨をつくる………… 87

④全身をバランスよく見せる小顔………………… 88

⑤口角の上がった美しい笑顔……………………… 89

⑥大きな目で印象づける…………………………… 90

八賀式ブライダル整体は常に進化し続ける……………… 91

ブライダル整体のカウンセリング………………………… 92

ブライダル整体の施術……………………………………… 95

ブライダル整体　施術例

〔1〕うつ伏せの施術 ……………………………………… 96
〔2〕横向きの施術 …………………………………………… 99
〔3〕仰向けの施術 ………………………………………… 102
〔4〕座位の施術 …………………………………………… 115
〔5〕立位の施術 …………………………………………… 121

第5章　愛されながら一生続けられるセラピストに

愛されるセラピストになるために……………………… 124
最優先はクライアント様の満足………………………… 129

おわりに…………………………………………………… 132

コラム

海外での整体の評価……………………………………… 33
海外でセラピストとして働くには？　1 ……………… 53
海外でセラピストとして働くには？　2 ……………… 65
海外でセラピストとして働くには？　3 …………… 109
日本＝ Shiatsu!? ………………………………………… 117

第1章

日本の整体は
世界で唯一無二

世界に存在する
施術のいろいろ

　世界各地にはさまざまな文化や伝統に基づく施術や療法が存在します。これらの施術は、身体の不調を改善するだけでなく、文化や歴史、伝統を反映しており、その土地の生活様式や考え方を体現しています。

　科学的な根拠に基づくものから、伝統や信仰に根ざした手法まで、施術の種類は多岐にわたります。特に長い歴史を持つ、東洋医学を基盤とするものやヨーロッパの古典的な手法などは多くの地域で伝承されてきました。

　これらの手技は、筋肉や骨格・関節の調整、ストレスを軽減するだけでなく、**予防医学としても効果を発揮**しています。また海外では特に、医療や健康管理にも取り入れられ、西洋医学への補完的な治療法としても広く受け入れられています。

　世界のさまざまな施術は、施術家にとって興味深いものばかりでしょう。その中でも有名なものをいくつかピックアップしてみます。

1. 理学療法（Physical Therapy）：発祥国　アメリカ

　動作や機能の障害を治療するリハビリテーション手法。エクササイズやマニュアルセラピーを用いて身体機能を回復させます。日本で理学療法士になるには、3～4年大学や専門学校で学び、国家資格を習得する必要があります。

2. マッサージ（Massage Therapy）：発祥国は諸説あり

　筋肉や組織を圧や動きで刺激し、ストレス緩和や筋肉の緊張緩和を促

す手法です。日本であん摩マッサージ指圧師になるには、3～4年間、大学や専門学校で学び、国家資格を習得する必要があります。

3. 鍼灸（Acupuncture）：発祥国　中国

　中医学の一環で、鍼で特定の部位を刺激して身体のバランスを整え、痛みや不調を和げます。日本で鍼灸師になるには、3～4年大学や専門学校で学び、国家資格を習得する必要があります。

4. 指圧（Shiatsu）：発祥国　日本

　特定のポイントに圧を加えて身体の不調を改善する手法です。日本で指圧師になるには、3～4年大学や専門学校で学び、国家資格を習得する必要があります。

5. 整体（Seitai）：発祥国　日本

　骨格や筋肉、神経系のバランスをトータルで調整します。痛みや不調を改善する手技療法です。

6. カイロプラクティック（Chiropractic）：発祥国　アメリカ

　神経系と筋骨格系の関連性に重点を置き、特に脊椎を調整することでバランスを取り戻す手法です。

7. オステオパシー（Osteopathy）：発祥国　アメリカ

　身体全体のバランスと調和を目指し、筋骨格系だけでなく全身の組織や臓器にアプローチします。

8. アーユルヴェーダ（Ayurveda）：発祥国　インド

　ハーブ療法やマッサージを用いてバランスを取り戻すことを目指しま

す。シロダーラも有名です。

9. タイ古式マッサージ（Thai Massage）：発祥国　タイ

タイの伝統的なマッサージで、ストレッチや圧を用いて身体をほぐします。

10. スウェディッシュマッサージ（Swedish Massage）： 発祥国　スウェーデン

少量のオイルを使い、筋肉や骨格に沿ってゆっくりと深くもみほぐしていく手法です。

11. アロマセラピー（Aromatherapy）：発祥国　フランス

香りを使って心身の健康を促進する手法で、精油を用いたマッサージや吸入を行います。

12. リフレクソロジー（Reflexology）：発祥国　アメリカ

足の特定の部位（反射区）を刺激することで、全身の健康を促進する手法です。

13. カッピングセラピー（Cupping Therapy）：発祥国は諸説あり

カップを使って皮膚を吸引し、血行を促進することで痛みや不調を和らげます。

14. ホットストーンマッサージ（Hot Stone Massage）： 発祥国　アメリカ

温められた石を使ってマッサージし、筋肉の緊張をほぐします。

15. ディープティッシュマッサージ（Deep Tissue Massage）：
発祥国は諸説あり

深層の筋肉にアプローチして緊張を解きほぐすマッサージ手法です。

16. トリガーポイント療法（Trigger Point Therapy）：
発祥国　アメリカ

特定の筋肉のトリガーポイントを圧して痛みや緊張を和らげます。

17. バリニーズ・マッサージ (Balinese massage):
発祥国　インドネシア

バリ島の伝統や文化を取り入れた、心身の調和を促す独自のオイルマッサージです。

18. 推拿 (Tuina)：発祥国　中国

中国の伝統医学である中医学の一つ。経絡やツボ（つぼ）に焦点を当てた施術が特徴。

ほかにもまだまだ、その土地で生まれ、親しまれている施術はたくさんあります。このようにたくさんある手技・療法の中で、日本発祥の「整体」とはどんな施術なのでしょうか。

次の項目で、少し掘り下げて考えてみたいと思います。

「整体」は日本オリジナルの施術

整体とは？

　整体についてのはっきりとした定義はなく、施術者によっていろいろな見解があるようです。ここでは私が実際に学んできたこと、お客様に施術を行ってきた体験から考える「整体とは」について、お話しします。

　整体技術の起源をさかのぼると、いくつかの流れが取り入れられたものであると考えられます。古代エジプトや中国等の古典的な療法、大正時代に欧米から伝来したオステオパシーやカイロプラクティックなどの技術があり、これらが現在の整体のベースとなっています。古来の世界中のさまざまな施術や療法がベースとなり、日本独自の「整体技術」ができあがっていきました。

　「整体」という言葉の起源として考えられているのは、「整体操法（野口整体）」です。

　野口整体は、日本の医学者である野口晴哉先生によって築かれました。彼は明治時代から大正時代にかけて活動し、当時の西洋医学や東洋医学を学び、独自の整体療法を開発された方です。野口晴哉先生の整体療法は、身体の自然治癒力を高め、バランスを取り戻すことで健康を維持するという考え方に基づいています。その手法は後の整体療法にも大きな影響を与えたといわれています。

世界の施術と日本の整体

　そして現在、野口先生が考案した「整体」という言葉が日本中で使われるようになりました。

施術の内容については、代替医療を目指す治療系施術から、心地よさや癒しが目的のリラクゼーション系施術とさまざまです。

　世界の施術と整体は、どちらも元をたどれば世界の古典的な施術に行き着くというところで、施術の成り立ちとしてはそれほど大差はないと思っています。では、何が異なるのか。私は以下の二つだと思っております。

　１つめは、施術が進化し続けているというところ。
　２つめは、施術を行う日本人の根幹的な性質が、施術を異なるものにしているというところ。

　１つめについては、のちほどご説明するので、ここでは割愛いたします。
　２つめの「施術を行う日本人の根幹的な性質」について、少しお話をします。

「施術者」としてすぐれた日本人の資質

　日本に訪れた外国人観光客の方々は、日本のおもてなしの素晴らしさ、日本の清潔さ、日本人の対応について絶賛される方が多いと聞きます。こういった日本人の繊細さ、空気を読むという感覚、そして細やかな心配りは世界でも稀有なもので、現在イギリスで生活をしている私には、このような日本の素晴らしさを恋しく思う反面、日本人の資質が誇らしく思うことも多々あります。

　また海外では、美容師さんやネイリストさんは、日本人技術者が大人気。ロンドンにはたくさんの美容室がありますが、日本人の技術者がいるお店の人気は非常に高く、日本人だけでなく現地の方々も、日本人技術者を選んで来院されている様子を知りました。

　ここ数年、セラピストの世界大会が開催されるようになっています

が、常に日本人は上位に入るようで、日本人の施術はプロの世界でも高く評価されています。

　つまり、日本人の持って生まれた資質、教育や文化、とりまく環境すべてが、繊細な技術を提供する整体師やセラピストによい影響を与えてくれています。私はどの国の方々よりも、日本人が一番ボディケアを行うのに適した資質を持っていると確信しています。

　そんな日本人が改良に改良を重ね、その繊細な感覚を活かして行う「整体」。整体は日本人の国民性が育んできた、独自の施術方法なのです。

　日本人セラピストの皆さんには誇りを持って、施術を行っていただきたいと願っています。日本人ならではの施術なんて、考えただけでも、ワクワクしてきませんか？

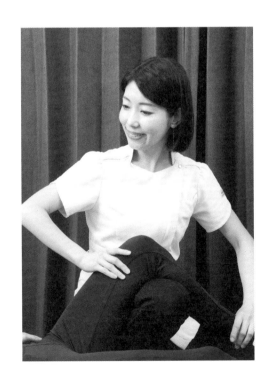

マッサージと整体の違い

　マッサージと整体の違いは、一言でいってしまえば、「**資格があるか
ないか**」ということです。「整体」という言葉を使うのに資格は必要あ
りませんが、**日本で「マッサージ」という言葉を使うには「あん摩マッ
サージ指圧師」の資格を取得する必要があります。**

　あん摩マッサージ指圧師は「業務独占資格」です。「業務独占資格」
とは、国家資格の分類の一つです。その資格を有する者でなければ携わ
ることを禁じられている業務を、独占的に行うことができる資格をいい
ます。この資格がない限り、柔道整復師や鍼灸師、理学療法士等の資格
を持っていたとしても、「マッサージ」という言葉を使うことはできま
せん。

　ただ現状としては、資格のない方々がホームページ等で知らずに使っ
てしまっている様子も多数見受けられます。

　では技術の面での違いは何か。これも私見となりますが、よくも悪く
も**整体は、施術者によって内容が全く異なる**というところが大きな特徴
だと思っています。

　世界のさまざまな療法を取り入れながら、その形が少しずつ出来上
がってきた整体。先人たちにより形作られ、現在の施術家達によって、
常に改良され続けています。

　手技とは異なり、「こうしなければならない」という格式ばった形式
がないことでの自由さが、進化をもたらしてくれているのだと、私は考
えます。もちろん、人の身体を元気に健康にすることが目的なので、ベー
スが解剖生理学であることには変わりありません。

私自身も、目の前のクライアント様をどうすればより早く、より元気にしてあげられるかと自問自答しながら毎回の施術に向かい、研究を続けています。同じクライアント様だとしても、日により身体も心もコンディションは変わります。コンディションが異なるということは、施術も変える必要があります。整体師としてのお仕事は、毎日が新鮮で毎日が勉強。楽しくて、気づけばもう 10 年以上となりました。

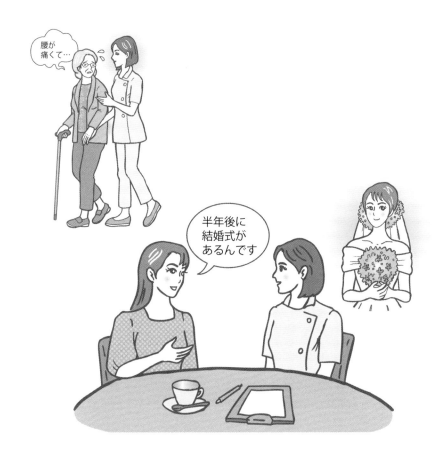

整体は一度で効果が出るの？

整体は「力技」ではない

整体は一度で効果が出ます。

私の場合、**1回目の施術でクライアント様のご希望どおりかそれ以上の効果を感じていただける**ことが多く、現在まで多くのリピーター様にお越しいただいています。もちろん神様ではないので、100％ではありませんが……。

整体というと、クライアント様のかたく凝った部分をもみほぐす、時にはクライアント様の身体を抱えるようにして施術をすることもあるというイメージではないでしょうか。にもかかわらず、私自身が小柄な女性であることと、そして大きな力を使わずに効果を出すというのが、私の施術スタイルとして多いのです。クライアント様からは「魔法使いみたい！」と驚かれることも多々あります。

ただし、どんな整体に行っても一度で効果がでるのか？　効果はあるのか？の問いについては、残念ながらそうではないケースも多いのが現状です。効果が出るかどうかは、施術者の技術内容やそのレベルにより大きく異なります。

効果に差がある理由はとてもシンプルで、**整体師というのは技術職**だからです。高い技術をもつ整体師の施術であれば、その場ですぐ効果が出るというのはよくあることなのです。

しかし、全く効果が感じられなかった、もしくは悪化したというケースもあります。**担当する施術者の技術レベルによりかなり差が出る**のもまた、整体の特徴といえるでしょう。

技術レベルに要注意！

　ではなぜそれほど差があるのでしょうか。整体師には、一定基準のスキルを保証するような資格がないことが、原因の一つだと考えています。つまり、サロンを開業するだけであれば、ほとんど技術がない状態でもできてしまうのです。

　クライアント様にしてみれば、整体師と名乗っているからには、ある程度同じような施術をしてもらえるだろうと思われるでしょう。残念ながら、施術のやり方から技術レベルも施術者により全く異なるのが現状です。

　整体師のほとんどが、本気でクライアント様の健康回復に取り組み、真摯な姿勢で整体師として仕事をしています。しかし、患者さんの体や心を傷つけてしまうような整体師がいるということは本当に悔しいことで、正直腹立たしい気持ちでいっぱいです。

　一人でも悲しい思いをされるクライアント様がいなくなるよう、高い技術を持つ整体師を増やしていきたいというのが、私のこれからの夢の一つです。

よい整体院、治療院を
見つけるには？

よい整体院を見つける「究極」の方法

　では、どうすればよい整体院・治療院を見つけることができるのでしょうか。プロの立場から、そして実体験から私の意見を言わせていただくと、これはもう、信頼できる方から直接教えていただくのが一番です。

　今は情報操作が容易にできてしまう時代です。インターネット上の口コミについては、どんなに評価が高くても実際によいとは限りません。お金をもらって口コミを書いている人もいるといいますし、身内の方による「組織票」の可能性もあるからです。

　そうなると、古典的な方法にはなりますが、家族や親戚、身近な友人が効果を感じて実際に通っているところを紹介してもらうというのが一番安心できるかと思います。自分に近しい人がすすめてくれるのであれば、自分のこともわかってくれているし、すすめてくれた人のこともわかっているので、話を聞けばどのようなところであるか、想像もしやすくなります。

　それは同時に、私たちセラピスト側から見た場合、クライアント様から信頼を得られるセラピストにならなくてはいけないということになります。

セラピストが、クライアント様から信頼を得るためには

　クライアント様の信頼を得るためには、誠実かつ真摯な姿勢で接することが不可欠です。私が常に心に留めている言葉をひとつご紹介します。

「自分がされていやなことは、人にしてはいけません」。

「そんな当たり前なこと」と思われた方も多いかもしれません。この言葉は、子どもの頃に誰もが一度は聞いたことがあるでしょう。

　私は仕事でもプライベートでも、人と関わる際にはこの言葉を常に思い浮かべるようにしています。この言葉には、接客において大切な教訓が込められていると感じます。

　たとえば私は、初めて訪れるサロンで、強引な営業、嘘をつかれる、他の顧客と対応が異なる（否定的な方向に）といった接客を受けると、相手を信頼することが難しくなります。もしあなたがそのようなサロンの接客にあった場合、また足を運びたいでしょうか……。

　だから、自分がクライアントの立場だったら、と常に考えるのです。そして、そのような対応を避けるよう努めます。クライアント様が外国の方だった場合、中には日本人が押し売りと感じるほど、強くすすめられるのを期待する方もいるかもしれません。

　それでも、まずは自分と同じ価値観を持つ方の信頼を得るために、「自分だったら？」と考えることは有効だと考えます。

第2章

体ではなく頭を使う
八賀式整体術

体力を使う施術は
一生続けられない

　自己紹介等で「職業は整体師です」というと、まず言われる言葉が、
「力を使うだろうから、疲れるでしょう？」
「こんな小さいのに、どこにそんな力があるの？」
　と、必ずといっていいほど、言われます。

　先ほどお伝えしたとおり、整体のイメージは「力を使う」「筋骨隆々
な人のほうが向いていそう」、そんな感じなのではないかと思います。
　実際には、「整体師」として活躍されている方々は、時代とともに変わっ
てきています。かつては、力のありそうな大柄な男性が一般的でした。
　最近では男女を問わず、さまざまな体格や幅広い年齢層の人々が整体
師として活躍しています。けれど、このような変化にも関わらず、私が
「整体師です」と言うと、たいていの方々は驚きます。
　私は日本人女性の平均よりも背が小さく小柄な体型です。そのため現
在でも、こんな小柄で力のなさそうな人が、本当に整体をできるのか、
と思われることが多いのです。

　ですが、私は整体師として働き始めてはや十数年。約10年前に独立
し、開業を果たしました。おかげさまで、整体院はオープン以来順調に
成長を続けてまいりました。
　小柄で力のない私でも、整体師として成功しています。**整体施術には
力よりも確かな技術が重要で、力がなくても整体師の仕事ができる**こと
をお伝えしたい。そのためには、自分自身がその実例となり、整体師と
して活躍しなくては……そう思い、この本を書きました。

「整体師は体力が必要で一生続けるのは難しいのでは？」という声もよく耳にしますが、これは手技により全く異なります。体力を必要とする手技も存在しますが、体力をそれほど必要としない手技もあります。私が開発した施術は、小柄な方、力がない方でも十分に行えます。

　つまり、整体師として長く仕事を続けていくために、体力はそこまで重要ではないということです。施術の間は脳がフル稼働している状態なので、むしろ、体力の衰えよりも認知機能の低下のほうが、仕事に影響する可能性が高くなります。
　そもそも運動や身体を動かすことは、認知症予防にも有益とされています。そのため、整体師としての仕事そのものが、自身の健康にも長く仕事を続けていくために、非常に有益だと感じています。

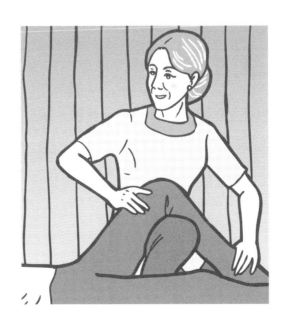

力を入れないのに
「力」を感じる施術

　私の行なう整体は、そんなに力を使いません。力学的なお話にもなりますが、**自分の体を道具に見立て、いろいろな骨や筋肉を上手に使い、最小限の力で施術を行います**。実は「整体」というもの自体が、力を入れたから効果があるわけでもないのです。

　必要な箇所に、必要なだけの動きや圧、振動を加えることで、十分に結果を出すことが可能です。それが私の行なう整体です。

　どちらかというと、力よりも脳を使います。クライアント様のコンディションは、その日その日で異なります。前回この施術を行ったから今回もまた同じことをすればいいや、ではダメなのです。

　シンプルに、ただリラクゼーションを提供するだけならば、それで問題はないでしょう。しかし、行いたいことは、クライアント様の不調を取り除くことです。ただの癒しではなく、その数倍上の結果を狙っているため、クライアント様の身体の状態を把握し、そこに一番適した施術を行ないます。

　施術中は常に脳がフル稼働しています。なので、睡眠不足だったり、脳の働きが悪かったりする状態では、施術に支障をきたします。そのため、整体師になってからは、特に睡眠はしっかりとるようになりました。

毎回の施術が
クライアント仕様のオリジナル

　毎回の施術は、クライアント様に合わせたオリジナルなものです。同じクライアント様であっても、前回と同じ手技を用いるとは限りません。

　なぜなら、人の身体は日々変化していくものだから。老化も進みますし、食事や動き方も日々異なり、心の状態も変化します。そのため、施術の際にはその時点で最も必要なアプローチを選択します。

　パワーよりも、**考える力や読み取る力、そしてカウンセリング的なスキルが非常に重要**です。施術者は単に力を込めるだけでなく、クライアント様の状態を読み取り、その人に最適なアプローチを提供する必要があります。一人ひとりの身体や心の状態は日により異なるため、同じ施術を繰り返すのではなく、臨機応変に手技を変えていきます。

　施術の本質は、クライアント様の状態に合わせた最善のサポートを提供することです。そのためには、単なる手技以上のスキルや洞察が必要であり、クライアント様とのコミュニケーションや理解が不可欠です。施術者はクライアント様の身体的な状態だけでなく、心理的な側面も含めてトータルに考慮し、最良のケアを提供します。

八賀式整体術は
セラピストごとに形が違う

　八賀流整体の特徴は、施術者ごとに異なる施術方法を提供することです。このアプローチの背後には、施術者の体格に合わせて施術方法を調整するという私の理念があります。

　施術者は大柄な方から小柄な方までさまざまで、その特性を活かして施術方法を選択します。小柄な施術者である私は、自身の身体を最大限に生かした施術方法を用いますが、これが大柄な方には適さない可能性もあります。またその逆もあります。

　施術者が無理な体勢で施術を行うと、結果として施術者自身が身体を痛める可能性があります。**施術者本人が心地よいと感じる正しい姿勢で施術を行う**ことが、整体師としての持続可能なキャリアにつながります。クライアント様にとっても、施術者が健康であることは、質の高いケアを長く提供できる基盤となります。

　スクールでの指導の際には、私が行う体制や角度を生徒さんたちにそのまま教えるのではなく、生徒さんたちの個々の身体に適した施術の姿勢をともに考えています。

　自分の体格や特性に合ったアプローチを見つけられるようにサポートすることが重要です。これにより、生徒さんたちがさまざまなクライアント様に適切なサービスを提供できるようになるからです。

第 3 章

施術「基本の流れ」

施術プランニングの流れ

　整体師だけでなく、セラピスト、治療家、エステティシャンなど、ボディケアに関わる方々には、施術の流れについて大まかな手順があるかと思います。

　たとえば初めての方の場合、ご予約をいただき、お出迎えをして、カルテに記入いただきます。そして、カルテを拝見しながら体のコンディションを把握する。その後、施術を行い、アフターカウンセリングとお会計……というイメージでしょうか。

　私も、基本的にはこの流れで行っていますが、詳細な中身はケースバイケース。クライアント様に応じて流れも手順も変わります。特に、カウンセリングはとても重視しています。

　カウンセリング全体の中で、カルテを書いていただくことはそのほんの一部にしか過ぎません。電話予約の際にも行いますし、雑談の中にも、クライアント様の状態をうかがう質問を混ぜていきます。

　施術の合間にも、お話好きな方にはカウンセリングで知りたい内容を混ぜていくこともあります。身体に触れることでもある程度のことはわかりますが、**ご本人のお気持ちや考え、お人柄を知ることで施術がやりやすくなる**ということも大いにあります。

　その際、なるべく短時間でぐっと懐に入るためのコミュニケーションを心がけています。

お身体の重度の不調で来院された場合

　カウンセリングでうかがう内容についてイメージがわかりやすいように、ここから、いくつか事例をあげてみます。

　お電話をいただいた場合は、そのお電話からカウンセリングスタートとなります。事前に状況が把握できているほうが、より的確な施術をすることができます。

　電話でのご予約の際にお話しいただける範囲で状況をうかがいます。メールフォームからご予約をいただいた場合には当日のカウンセリング時にうかがいます。以下の内容のことをうかがっています。

・どんな体調のお悩み、お体のお悩みでお電話をくださったのか
・そのお悩みで病院や他の治療院には行かれたのか
・もし病院等に行かれた場合、そこでの診断結果や治療状況について
・もし病院等に行かれた場合、そこでの治療経過はどうだったか
・レントゲンを撮られたとしたら、そちらを持参いただくことは可能か
・どこまでの状態改善を希望されるのか
・当院の通院ペースや料金等をお伝えし、通院可能かどうかも確認する

　なぜこのような質問をするのかの理由は、とてもシンプルです。クライアント様の**期待に応えられるかどうかを、カウンセリング時に判断したい**からです。そして、その段階で、なるべく誠実にお伝えしたいからということです。

　誰もが忙しい現代、時間は何より大切なものだと思っています。

施術者にとって時間が大切であるのはもちろんですが、クライアント様にとっても時間は大切です。大切な時間を割いて整体院にお越しいただくからには、「来てよかった」と満足してお帰りいただきたい。しかし、期待に添える結果が出せないと初めからわかっていたら、お越しいただくことは申し訳ないと思うのです。

　もしお電話をいただき、お話をうかがった時点で、これは私ではなく医師の技術が必要だなと思ったら、正直に伝えます。私のところへお越しいただくことは費用も時間ももったいなかった、ということになりかねません。従って、**１日も早くクライアント様がラクになるための方法を、なるべく考え、適切な対応をする**ようにしています。

　特に、医療でできて整体ではできないものの一つに、検査と診断があります。整体院にはレントゲンやＭＲＩなどの設備はありませんし、病気の診断を下すのは医師免許がなければできません。なので、何か大きな病気が隠れている可能性が少しでもある場合には、整体に行く前にまず病院での検査をおすすめします。

　病院での検査を受けて検査のうえでは異常なしと言われたけれど、身体のこの部分がつらい。検査を受けたら、□□□□という病名が出たが、病院では何もしてもらえなかった。体のつらさは変わらない……。という状況の場合、その身体のつらさが整体で改善できると思えた際に、施術予約をお受けしています。

お身体の軽度の不調で来院された場合

　ちょっと肩こりが……。ちょっと体が重だるくて……。という症状の改善については、カウンセリングのための質問の量は少し控えめにしましょう。

　症状がそこまで重くない方に質問をしすぎると、うっとうしく感じられてしまいます。あなたの時間ももったいないないので、お身体の状態に応じクライアント様のお人柄や空気感を読み、質問の量も内容も変えていくようにしています。

美容目的でご来院の場合

　当院は、小顔矯正技術について何度も雑誌で取り上げていただいていることもあり、ブライダル整体を希望する方も多く、美容目的でのクライアント様も多くいらっしゃいます。

　美容目的でご来院されるクライアント様へのご質問内容もまた、異なります。

　美容目的のクライアント様の中でも、美容矯正（小顔矯正）を希望される方への質問内容と、ブライダル整体を希望される方への質問内容も異なります。ブライダル整体については、別章でお伝えしますが、ここでは美容矯正を希望される方への質問について、あげてみたいと思います。

・**どんな体調のお悩み、お体のお悩みでお電話をくださったのか**

・そのお悩みでほかのサロン等には行かれたか
・もし他サロン等に行かれた場合、そこでの効果はどうだったか
・どこまでの状態改善を希望されるのか
・いつまでにきれいになりたいか（期限はあるか）
・当院の施術方法、通院ペースや料金等をお伝えし、通院可能かどうか
　も確認する

　美容目的の方については、**見た目で結果が出ることがすべて**だと思っています。私の施術は、１回でも変化が出るということで好評をいただいています。結果を出すことに関しては自信があるのですが、その分クライアント様の**希望レベルの確認**をとても大切にしています。

　どういうことかといいますと、どこをどのくらい変えることがご満足いただけるレベルなのかを最初に必ず確認するようにしています。

　たとえばちょっと極端なお話ですが、

「顎の長さを３cm縮めたい」

　と言われたとします。これは整体では確実に無理なご要望です。顎の骨は一つの大きな塊になっているので、それを３cm短くするというのは、どんな整体やエステでも不可能です。

　唯一可能なのは、病院での外科手術のみです。まれに、それを希望してご予約を希望される方もいます。その場合、最初にどこをどのように変えたいのか、細かくうかがった末、それができるかできないかをお伝えしています。

　明らかにできないご要望の場合には、ご予約自体をお断りするようにしています。ご予約をお断りするというのはもったいないと思われるかもしれません。

　しかし、リピーター様に長く愛される整体院にするためには、**目先の**

利益を追うのではなく、クライアント様にとって何がベストであるかを考えることが、最終的には整体院の良好な運営につながると信じ、この10年サロンを運営してきました。

　実際に、お問い合わせいただいたのに、先述のようなことでご予約にはつながらなかったクライアント様もいます。けれど、「あの先生は誠実に対応してくれたな」と記憶に留めていただき、数年後に体の不調改善でご来院いただいた、などということも多々ありました。

> ### コラム　海外での整体の評価
>
> 　ここ数年、海外でボランティア活動の機会に恵まれました。企業の福利厚生で行われるヘルスケアイベントや、ダンスイベントで整体ブースを担当したり、人気サロンを訪問したりしました。現地で活躍する治療家とセッションを行う機会も得ました。
>
> 　その中で、日本の整体技術は海外でも十分に通用すると感じました。言葉や体格の違いもあり、不安を感じながらのスタートでしたが、実際に施術を行うと、そのやり方や効果に驚いてくださる方が続出。また日本人は普通と捉える施術やカウンセリングに、繊細さや配慮の細やかさがあると、感動されることもありました。身体に関わる仕事をするのに、日本人の感性は非常に適していると確信しています。

カウンセリング＆施術プランニング

クライアント様の要望をリサーチ

　まず、クライアント様の要望をリサーチします。すべての要望をうかがったうえで、「その中で本日一番優先すべき症状は何でしょうか？」と、ご来院いただいた目的をうかがいます。

　当然、複数の要望があることが一般的ですが、ご予約いただいた時間で対応しきれない場合もあります。電話予約の場合は、症状やお悩みをうかがい、おすすめの施術時間やコースをご案内できますが、予約フォームを利用される場合は、クライアント様が選択するため、その枠ですべてをカバーできない可能性があります。

　施術前に、この状況をしっかりと把握し、クライアント様にお伝えすることは、信頼関係の構築につながり、施術者の負担も軽減されます。また、トークだけでなく、クライアント様の身体に触れたり、動かしたりして身体の状態を確認することもあります。

カウンセリングで避けたいこと

　「尋問」にならないようにすることはとても大切です。質問を立て続けにしてしまうと、リラックスするどころか逆に緊張してしまいますよね。いかに質問をしていないように質問をするか。楽しい雑談をしていて気づいたらいろいろしゃべっていた……クライアント様にそんな気持ちになっていただけるように、トークを持っていくようにしましょう。

基本の流れをベースに施術内容をプランニング

　カウンセリングで得た情報を踏まえ、その日の施術内容および、継続

して通院される場合のプランを立てます。

　その日の施術を組み立てる際には「施術の基本の流れ」を一つ頭の片隅に置いておくとよいでしょう。それをベースに、さまざまな施術を足したり、引いたり、施術の強度を変えたり、回数や角度を変えたりと組み立てていきます。

　施術中もさまざまな情報が増えていきますので、施術をしながら流れを組み替えることも多々あります。なので、施術中は身体よりも脳がフル稼働しています。

「整体って体力を使いそうですが、疲れないですか？」とよくご質問をいただきますが、私の施術は力をそれほど必要としません。体力的な疲労感はそれほどありませんが、集中力を要するため、頭は疲れます。寝不足だと脳が施術のスピードについてきてくれない可能性があるので、脳をクリアにしておくために、たっぷりの睡眠は欠かせません。

　継続して通われる場合は、施術前に見立てをお伝えしておくとよいでしょう。「『週に●回』をこのくらいの期間で」と、そうした場合の体の変化をお伝えします。そのうえで、「ただ、実際に施術をしたほうがより詳しくご案内ができますので、もしご希望をいただけましたら施術後に改めてご案内いたしますね」とお伝えするとよいと思います。

カウンセリング
クライアント様のお悩み・要望を聴く
その中で、一番改善をしたい箇所・お悩みを聴く

現状のコンディションを確認する
実際に施術者が触れたり動かしてみる
クライアント様に身体を動かしてもらう

プランニング
その日の施術内容を決める
将来的な施術プランを立てる

美容整体「基本の型」(流れ)

　ここでは、私が行う施術の基本的な流れについて、写真で追いながらご紹介します。これはあくまでも基本的な流れになります。クライアント様の身体の状態により、その日に行う施術の内容は変わります。

〔1〕 うつ伏せの施術

①足の牽引

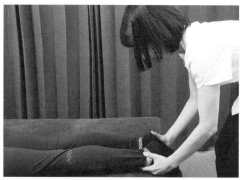

左右の足の長さを確認する。

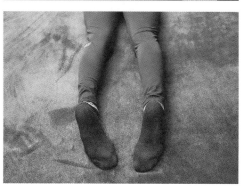

この場合、右足がやや長い状態。

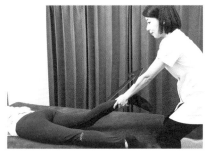

足首を両手で支える。まず、短い方から牽引する。

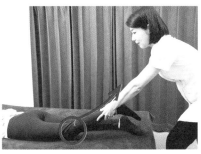

次に長い方、そして最後にもう一度短い方を牽引すると左右のバランスが揃う。

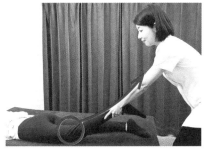

牽引する際のポイントは、一気に引くのではなく、じわじわとゆっくりゆっくり引いていく。膝が持ち上がったのを確認したら、大腿が上がっていくのを確認、そして股関節が上がり、腰まで牽引がかかるという流れにする。

長さを確認する。

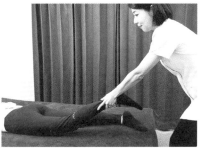

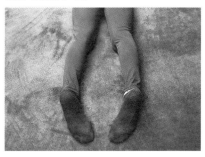

②仙骨静圧

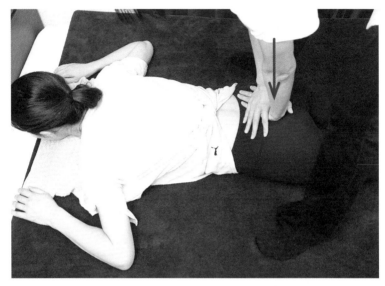

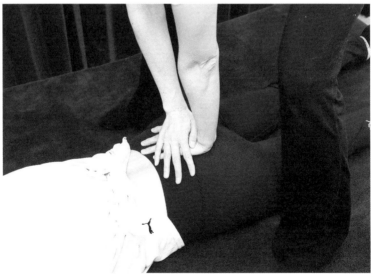

両手を重ねて仙骨に当てる。じわじわと、少しずつ体重をのせながら圧を
かけていく。力を抜くときも、逆にじわじわと抜いていく。心地よさは力
を抜くときに出る。

③歪み確認

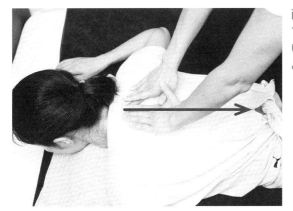

両手を重ね、中指を揃え
て、頸椎から仙骨に向か
い背骨をなぞるように歪
みを確認する。

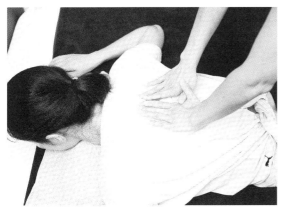

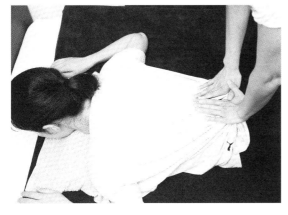

④背骨揺らし

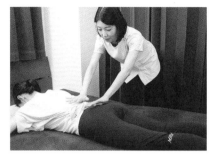

まずは片手を骨盤にのせ、反対の手は腰椎から胸椎あたりに置く。骨盤側の手をゆっくりと揺らす。

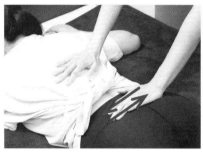

胸椎から腰椎にのせている方の手を揺らす。腰椎から胸椎の箇所を、少しずつ位置を移動させながらまんべんなく揺らしていく。

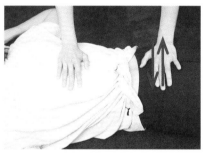

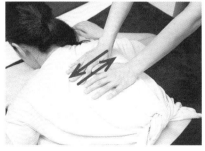

身体の大きい方に施術をする際、重さでうまく揺らせない場合、骨盤側の手をもう片方の手に揃え、両手でゆっくり揺らす。

〔2〕横向きの施術

①肩甲骨の牽引

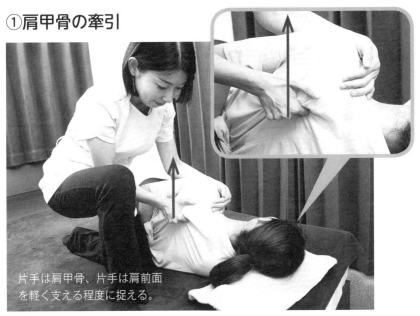

片手は肩甲骨、片手は肩前面
を軽く支える程度に捉える。

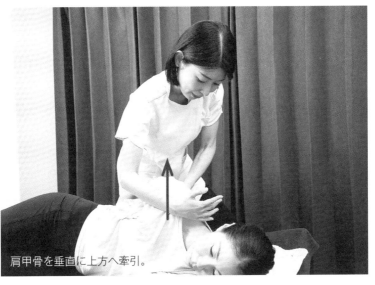

肩甲骨を垂直に上方へ牽引。

②腕回し

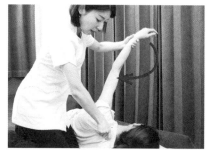

片方の手で手首を持ち、下から上・内から外の流れで回す。それと同時に、反対側の手で背中の上部半分に手の重さをのせる。

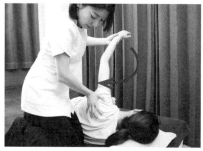

指先の圧は数g程度。まんべんなく背中の片側全体に触れていくイメージで。

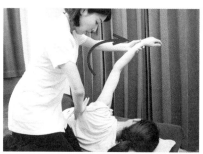

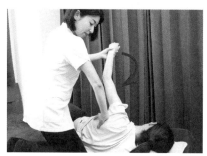

③骨盤揺らし

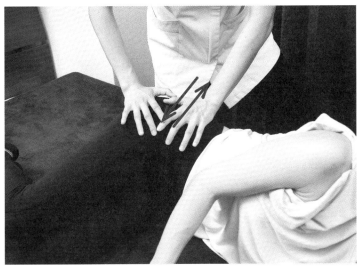

膝を揃えて抱え込むように横向きになってもらう。
腸骨と大転子の間が真ん中のイメージ。両手を揃えてパンをこねるようにゆっくりと揺らす。骨盤をきれいな形に整えていくようなイメージで。

④骨盤静圧

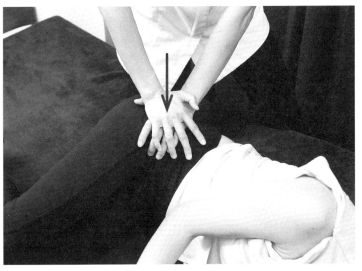

大転子と腸骨の間に両手を置き、地面が垂直になるようにクライアント様の身体のバランスを調整。そのまま垂直に圧をかける。

⑤ 5ポジションで背骨を揺らす

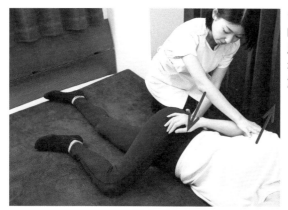

クライアント様の体制は横向き。上の膝を曲げ、下の足は伸ばす。上半身は腰をねじれるように、背中側に重心を置く。

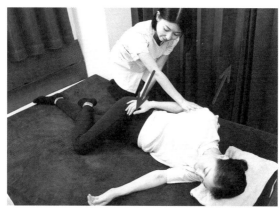

施術者は写真のように、片手はクライアント様の腕に置く。反対側の手は腰へ。

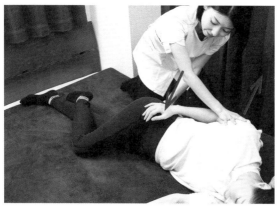

その状態で、腰と上半身をひねるようにゆっくりと骨盤を揺らす。

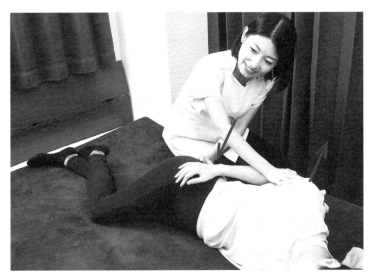

腰と上半身をひねるようにゆっくりと骨盤を揺らす。重ねる足首の位置を5か所に移動させ、移動させるたびに骨盤を揺らす。

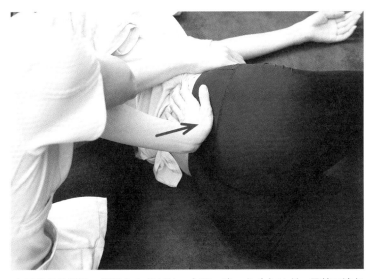

★足首の位置は、折りたたむだけ→大腿→膝→ふくらはぎ→足首の流れで。痛いようであれば1つ前のポジションに戻し、少し長めに揺らし続けると、次のポジションに移ったときの痛みがなくなるか、かなり軽減される。

〔3〕 仰向けの施術

①腕の位置調整

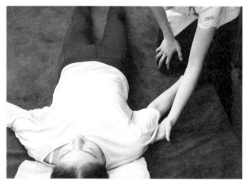

クライアント様の腕を体側から
少し離した位置に置く。片手を
上腕外側から腕の下に置く。

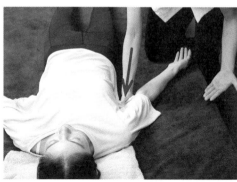

反対側の手を内側から腕の下に
置く。

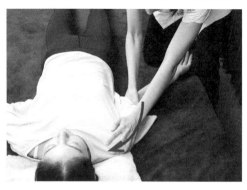

外側に入れた手を肩にのせ、軽
く圧をかける。

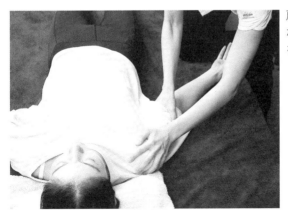

肩にのせた手に圧をかけ
ながら、内側の手で上腕
を肩を開く方向にひねる。

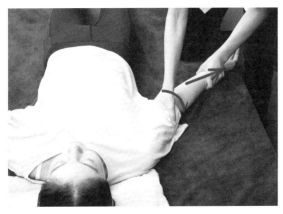

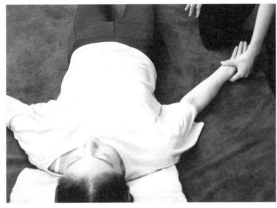

肩にのせた手を手首まで
滑らせ、手首を持ち軽く
牽引。内側のひねりを外
して、手首の牽引を外す。
これで、肩が自然に外側
に開く。

②頸椎の施術 -1

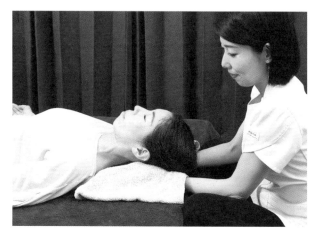

動かさずに緩める。両手にタオルを持ち、タオルの上に頭をのせる。**以下のプロセスはタオルの下で行うがわかりやすくするためタオルを取っているので注意。**

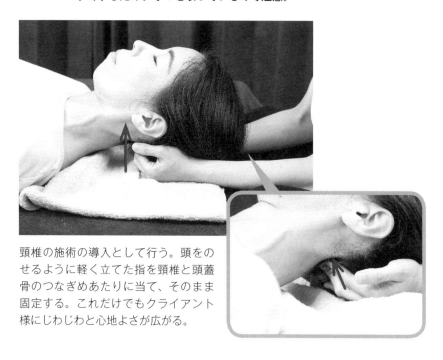

頸椎の施術の導入として行う。頭をのせるように軽く立てた指を頸椎と頭蓋骨のつなぎめあたりに当て、そのまま固定する。これだけでもクライアント様にじわじわと心地よさが広がる。

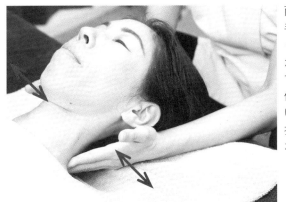

両手の指から手のひら、手首まですべてを柔らかく使い、優しく揺らしながら頸椎を緩める。揺らす際には手のひらの小指側面から尺骨までを使い、人差し指、中指、薬指が自由に動かせるような状態にする。

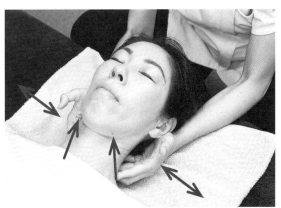

揺らす動作が自然にできるようになったら、中指と薬指をメインに使って数gの圧をかけながら揺らす。圧をかける場所は、頭のつけ根の部分から肩までまんべんなく行う。指が届くところすべてに優しく触れていくイメージで。

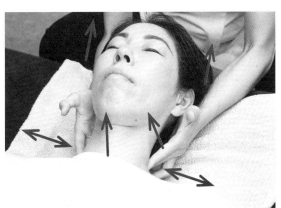

さらに、揺らしながら圧がかけられるようになったら、軽く牽引をかけながら同じ動きを行う。

②頸椎の施術 -2

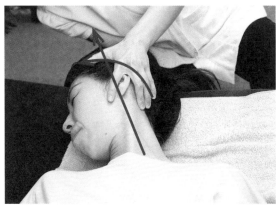

斜め牽引

両手で頭を包み込み、頭をひっこ抜くようなイメージで、斜め上方へ牽引する。このときに、牽引したい方向に体を傾け、自分の体重を使って牽引をする。

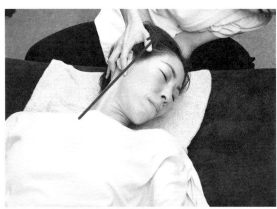

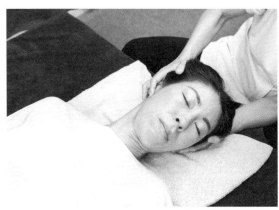

耳をしっかりと押さえ込んでしまうと、クライアント様にとって不快な感覚になるので、空間を作って耳を押さえ込まないようにする。

②頸椎の施術 -3

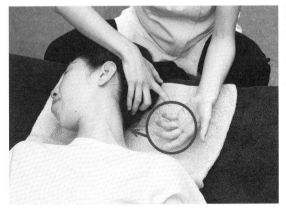

胸鎖乳突筋の横引き
頭を片側に倒す。首の下に4指（人差し指から小指）を差し入れ、指先で胸鎖乳突筋を引っ掛けるように捉える。

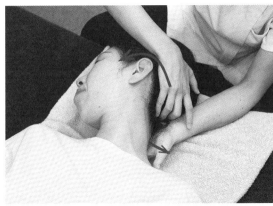

そのまま後ろ方向に、ベッドと平行方向に引く。

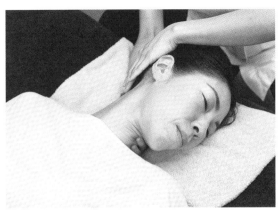

反対側も同様に行う。

②頸椎の施術 -4

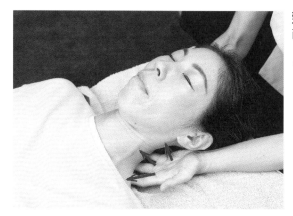

頸椎のカーブをつくる
両手中指を使う。スタート箇所は胸椎1番と頸椎7番の間あたりの両サイド。

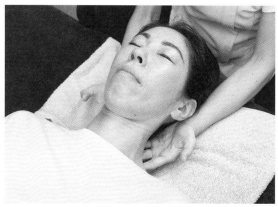

頭蓋骨に向かい、頸椎一つ一つの隙間を広げていくようなイメージで、首に対して垂直に押し上げる。

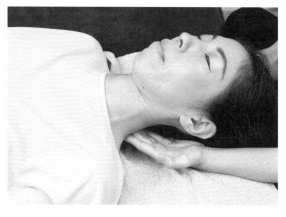

背骨の真ん中（棘突起）を押すのはNG。

②頸椎の施術 -5

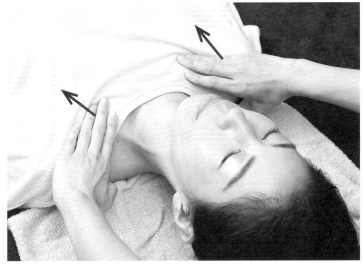

鎖骨の静圧
鎖骨の下に指先を平たく当て、下方向に軽く引く。1gくらいの優しい
負荷で。

コラム　**海外でセラピストとして働くには？　1**

　海外で働くために、何より大切なものはビザ。国が発行する労働許
可証です。これを手に入れるのがとんでもなくややこしくて手続きも
多く、難関です。特に私が滞在しているイギリスでは、通常の移民だ
けでなく、不法移民問題も深刻で、つい最近ビザシステムの大幅変更
があり、対応するセクションが手一杯になってしまっている様子。申
請者が多すぎるために手続きに時間がかかり、一般申請者はますます
取りづらい状況です。

　若い方であればワーキングホリデーのチャンスがあり、労働ビザを
比較的取りやすくなります。それができない年齢の方の場合、海外で
働けるチャンスはかなり低くなります。ただ、ゼロではないのでその
方法を、このあといくつかご紹介いたします。

③肩まわりの施術

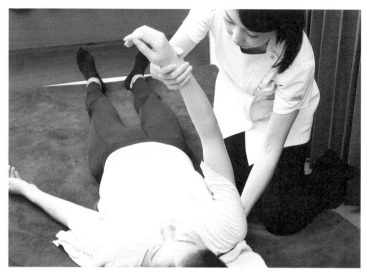

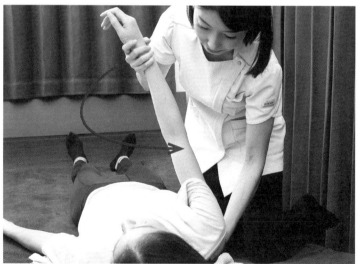

腕回し

クライアント様の手首を持ち、下から上、内から外の流れで回す。それと同時に、反対側の手で背中の下に手のひらを入れて、指を軽く立てる。クライアント様の体重がかかるので、指で押さなくても自然と圧がかかる。まんべんなく背中の片側全体に触れていくイメージで。

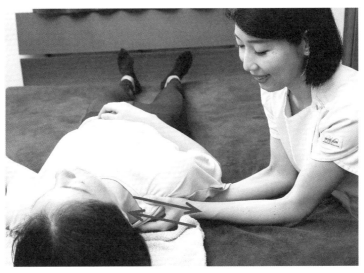

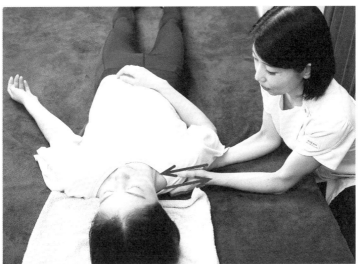

肩甲骨を揺らす
両手を肩甲骨の下に置き、両手で肩甲骨を包み込むように捉えて揺らす。

④頭蓋骨＆顔の施術

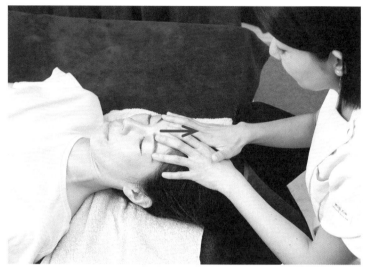

おでこに３指
人差し指、中指、薬指をのせて圧をかける。この時の力加減は、数gの圧をかけながら１cm上方に引く程度の強さ。

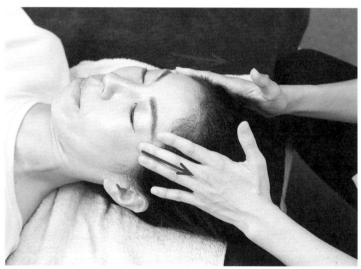

こめかみに３指
こめかみに指をそろえて当て、斜め上方に引く。上記と同じくらいの力で。

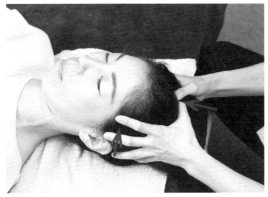

頭蓋骨に圧をかける

頭蓋骨を両手で包み込むように捉え、頭頂部に両手親指をのせる。

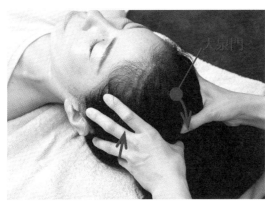

大泉門

両サイドから軽く圧をかけながら、頭蓋骨の大泉門あたりから矢状縫合に沿って少しずつ位置をずらし、親指で圧をかけていく。

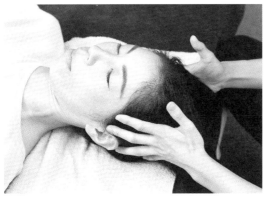

両サイドの圧はなるべく緩めない。これを何度か繰り返す。

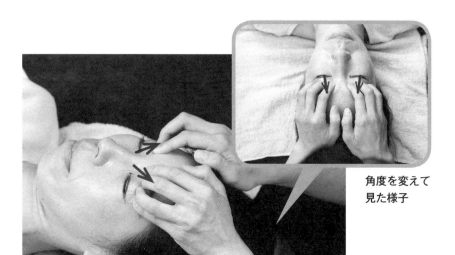

角度を変えて
見た様子

眉間から鼻骨

目のまわりの骨に指を引っかけるようにし、数 g の圧をかけなが
ら 1 cm 上方に引く。

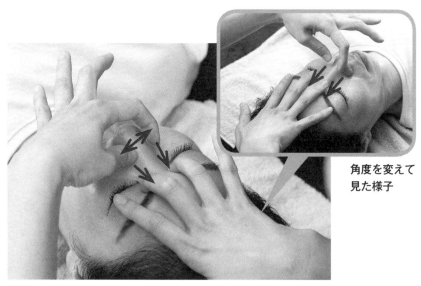

角度を変えて
見た様子

眉間に中指と薬指をのせ、上方に軽く引く。それを行いながら反
対の手の親指と人差し指で鼻骨を捉え、左右に揺らす。

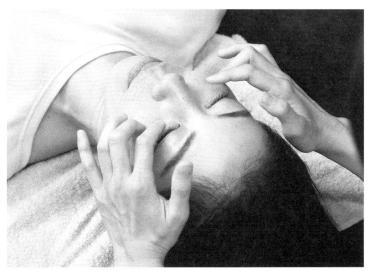

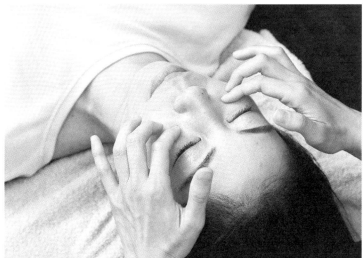

頬骨の歪みを取る

頬骨に両手3指を当て、目の下から頬骨の下までをリズミカルに指でトントンと。頬骨の左右差がある場合、歪みを改善したい方向に圧をかける。

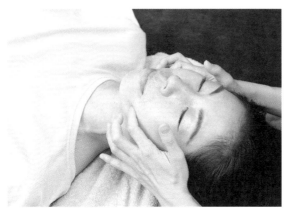

フェイスラインを整える
4指（人差し指から小指まで）を使い、咬筋を緩めるイメージでエラ部分を広い範囲でリズミカルにトントンと軽くたたく。

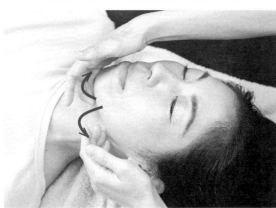

続いてフェイスラインの顎先から耳下にかけて、折り込むように親指で圧を加えていく。片側ずつ行う。

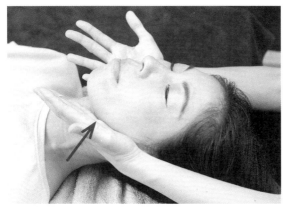

両手の小指側の中手骨あたりを下顎のエラに添えて、左右から同じ力で押える。

⑤足先捻転

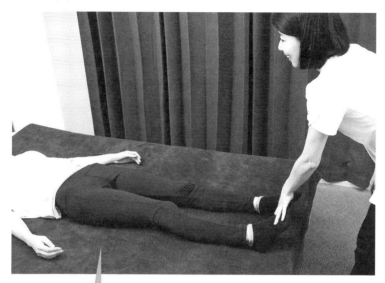

クライアント様の両足親指を内に寄せ、片手の親指と中指＆薬指＆小指で足先を捉え、左右に揺らす。揺れがだんだんと上方に広がり、全身が揺れていったらそのまましばらく揺らす。

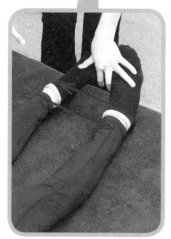

〔4〕座位の施術

①肩まわりの施術数種類

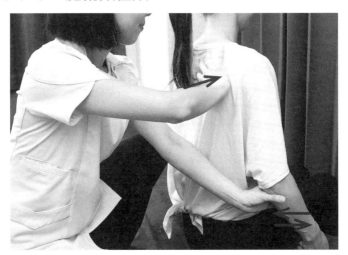

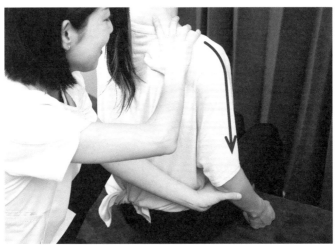

腕を揺らす

手がクロスするように、片方の手はクライアント様の腕。片方の
手は背中に当てる。腕を持つほうの手で腕をゆっくり揺らす。揺
らす方向はクライアント様の心地よい方向とリズム、スピードで。
なるべくゆっくりと動かす。

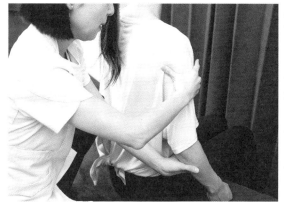

反対の手は、背中の半面全体に触れていく。指先には5g程度の圧。手の重さをのせるようなイメージで位置を変えながら背中に触れていき、背中と同じように、肩、腕へと手を移動する。肩は柔らかくつかむように触れ、腕は指先で少し圧をかけるように触れる。

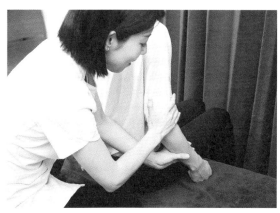

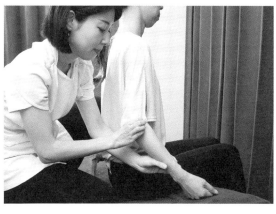

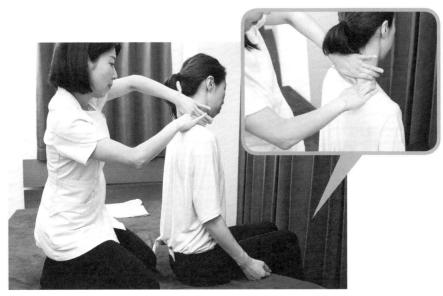

腕回し

腕を後ろ回しに回す。その間、施術者は両手で片方の僧帽筋をつかんだり、離したりを繰り返す。つかむ際には鎖骨側の力はなるべく抜き、背中側にくる親指に力を入れる。

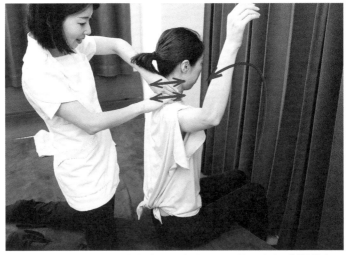

5～6回、回してもらったら止め、止めている間、両手で僧帽筋をスライドさせるように揺らす。これを数回繰り返す。

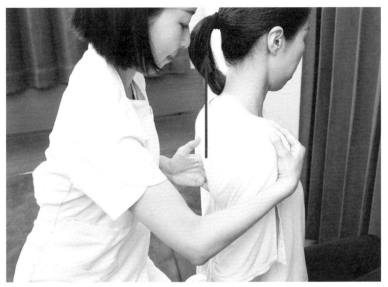

肩甲骨はがし

手のひらの人差し指側ですくい上げるように、肩甲骨を上方へ持ち上げる。
もし指が肩甲骨の隙間に入らなければ、無理に入れず、手のひらで挟み込む
ように上方に持ち上げる。

コラム　**海外でセラピストとして働くには？　2**

　ワーキングホリデー制度を使わず海外で働く方法としては、①豪華
客船セラピストとして働く。②ワーキングビザの発行可能なスポン
サー会社を見つけて就職する。③自分で起業。④現地の方と結婚。
　一番叶えやすいのは豪華客船でのセラピストでしょうか。それ以外
は運も必要。準備を整え、常にアンテナを張り、チャンスがきたらす
ぐ動く！くらいの覚悟が必要です。

②腰まわりの施術数種類

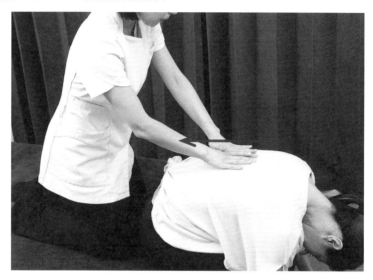

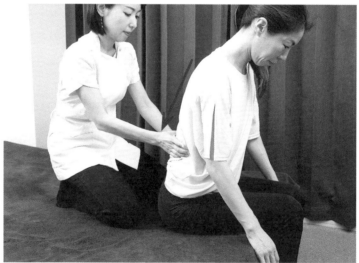

前屈静圧

背中の歪みを確認する。座位のまま前屈、起こすを繰り返していただく。
その間、両手中指を頸椎の方からスライドさせ、骨盤と腰椎の境い目あ
たりに両親指をセットする。しっかり固定する。

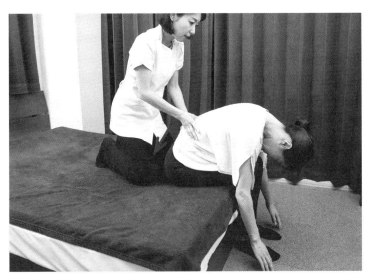

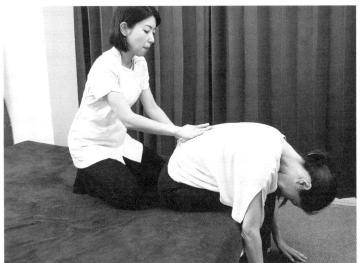

親指は常に下方へ力を入れ続け、背骨の間隔を広げるようなイメージで
牽引をかける。クライアント様に、前屈、起こすを繰り返していただく
間、親指での牽引はそのまま継続。

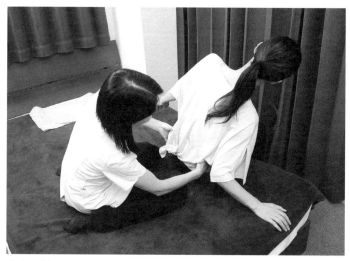

左右倒し
座位のまま左右に体を傾ける動きを繰り返していただく（身体を倒したときに手で支えてもよい）。

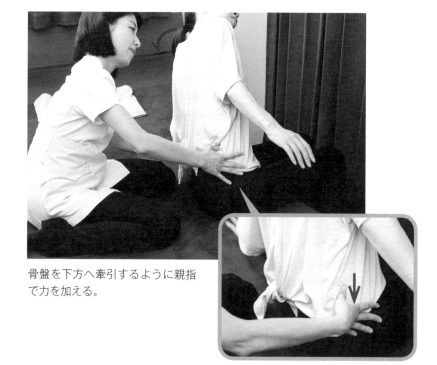

骨盤を下方へ牽引するように親指で力を加える。

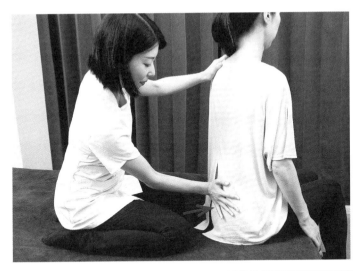

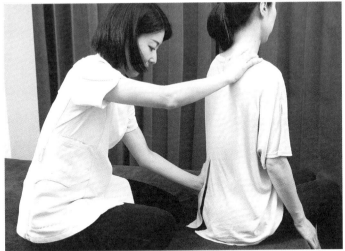

骨盤まわりの微調整

左右のバランスを見ながら、骨盤へ手のひらでトントンと刺激を与える。背骨から骨盤にかけてのバランスと、前後の歪みの微調整。

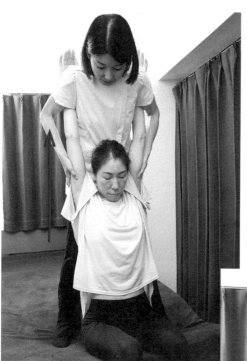

姿勢矯正
両手をバンザイしていただき、クラ
イアント様の両腕をを上方へ牽引。
後ろへ引いた肩がなるべく戻らない
ようにゆっくり下ろす。

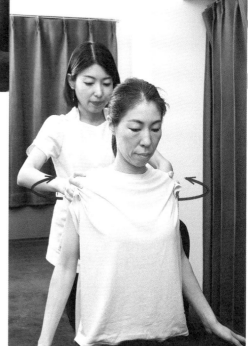

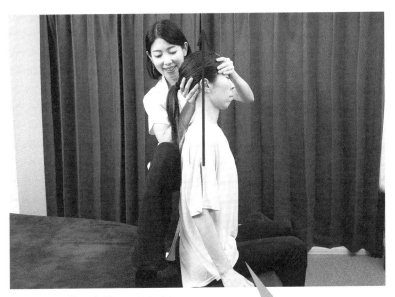

続いて、頸椎の牽引。このときに
腕の力だけでは頭部の重さを支え
づらいので、自分の膝や脇腹に肘
を当てて支える。クライアント
様の呼吸を見ながら、牽引状態を
キープする。

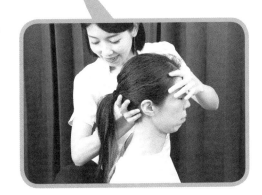

①立ち座りの調整

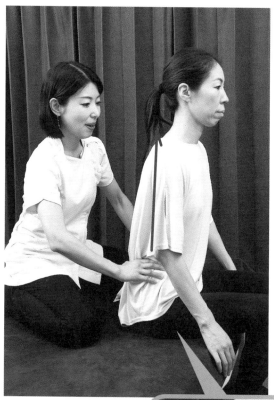

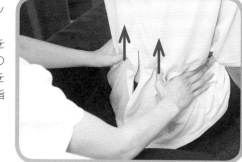

クライアント様には、ベッドの端に座っていただく。立ち上がる際にその動きをサポートするように骨盤の少し上の両起立筋に親指を沿わせるように起き、親指を上方へ1cm動かす。

完全に立ち上がったあと、再び座っていただく。今度は、骨盤の少し上の両起立筋に親指を沿わせるように起き、座るときには親指を下方へ。座位からスタートして立ったり座ったりを繰り返していただき、それに合わせて親指を動かす。

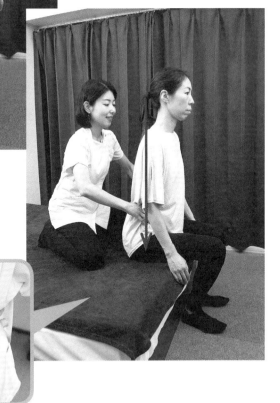

②頭の調整

施術の一番最後に立ち上がっていただいた状態で、頭蓋骨を親指の根元で下から包み込むように捉え、親指で軽く持ち上げる。そこで数秒キープして施術終了。

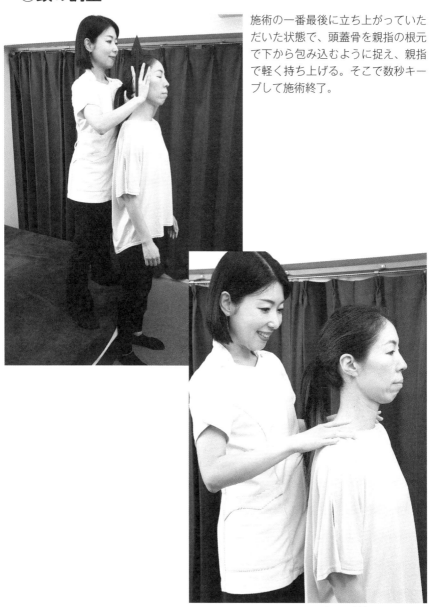

お疲れ様でした。

施術を終えて……

　この施術の流れは、常に行わなければならないものではありません。慣れてきたら必要な施術に重点を置き、不要なものを省くように調整します。

　目的はクライアント様の身体の問題を解決することだからです。初心者の方は施術そのものに集中してしまいがちですが、クライアント様の状態を注意深く見て、どうすれば彼らの身体をよりよい状態にできるか考えながら施術をすることが大切です。

　たとえば、腰痛改善で来院された場合。腰痛は個々に異なるため、痛む部位や時期、どんな動きをすると痛むのか等をリサーチしながら、その方のお身体に必要な施術を行います。全身の調整と合わせてその方に合う腰痛改善に必要な手技を行います。独自の施術を導入する際には、関連する施術や態勢のときに、効果を確認しながら取り入れていくのがよいかと思います。

　施術後は、クライアント様自身が体感する状態を確認。私の見立てとして、どこがどう歪んでいてそれに対してどんな施術を行い、それにより今身体がどのような状態になっているのかをお伝えします。また、日常生活での注意点や通院の頻度についてもアドバイスしますが、アフターカウンセリングは長くなりすぎないようなるべく簡潔にまとめます。

　八賀式整体を取り入れようと思ってくださるあなたにお伝えしたいこと。整体を行うのに必要なのは、目の前のクライアント様の状態を把握し、最適な解決策を見出す判断力。これは一朝一夕ですぐにできるようになるものではなく、経験を積むことで徐々にできるようになってくるものだと感じています。私自身も施術者として引き続き経験を積み、知識を深め、さらなる成長を目指します。

主訴に合わせた施術

　初回の施術前カウンセリングで最も重要なことは、クライアント様が今回来院された目的をしっかり確認することです。これを見逃すと、満足度が得られず、結果も出せませんし、リピート来院も望めません。

　最終的な目標は全身の歪みを改善し、不調を解消することですが、1回の施術で完了するとは限りません。症状によっては数回や数十回の施術が必要です。

　ですから、来院の理由やお悩み、改善を望む部位について丁寧にお聞きし、適切な施術を提供します。さらに、施術に必要な、おおまかな所要時間も事前にお伝えし、施術後には「今回はここまでの改善を目指します。ご満足いただければ、次回以降も継続して施術を行います」と、お伝えします。

　このようなやり取りを初回に行うと、あとからの追加施術の要望などの行き違いを回避できます。患者さんにも施術内容や時間のイメージが伝わりやすくなります。

1　首から下の不調

おおまかなものは、基本の流れの施術と組み合わせ、力加減や、力の方向性、バランスを変えながら行う。

2　眼精疲労

頸椎と頭蓋骨の施術をひととおり。それにプラスして、眼窩（めのくぼみ）の上部を骨に沿って圧を加える。特に眼窩上孔は神経が集まっており、眼精疲労の方にとっては特にここに圧を加えるとビリビリとした心地よさが広がる。

3 四十肩・五十肩

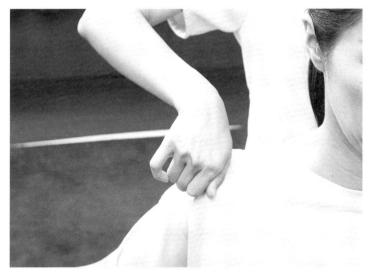

首から肩の施術をひととおり。それにプラスして、肩先の皮膚をつまむようにしてキープした状態で、クライアント様に腕を回していただく（痛くない範囲で）。

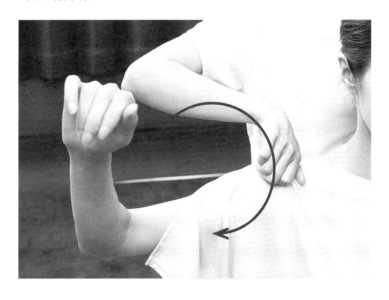

4　胸郭出口症候群

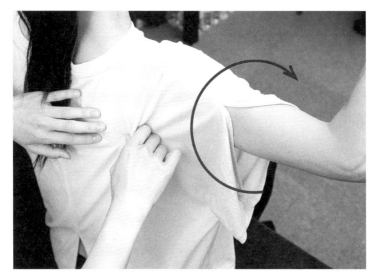

首から肩の施術をひととおり行う。特に首の施術は重点的にする。それにプラスして、肩甲骨付近の皮膚をつまんだ状態で、クライアント様に腕を回してもらう。手をバンザイした体勢で仰向けになっていただき、体側から肩甲骨をはがすように親指で圧を加えていく。肩甲骨下部から腋下まで行う。

胸郭出口症候群

　胸郭出口は、鎖骨と第一肋骨の間にある狭いスペースのことです。体の左右に位置し、神経や血管が通っています。胸郭出口症候群は、この場所で神経や血管が圧迫される状態を指し、手や腕の痛み、しびれ、血行障害などを引き起こします。

　一般的な原因には、肩の筋肉の緊張、悪い姿勢、けが（交通事故等）、過度の運動、または先天的な構造的要因が挙げられます。診断は医師による複数の検査で行われ、治療法には整体療法、理学療法、薬物療法、時には骨切除手術も含まれます。繊細な箇所であり、回復期間や合併症のリスクを考慮すると、手術は最終的な選択肢として検討されることが多いです。

第4章

八賀式もう1つの真骨頂！
ブライダル整体

ブライダル整体を始めたきっかけ

独自のメニューを考えてできた「ブライダル整体」

　私がブライダル整体をスタートさせるきっかけとなったのは、10年前の独立開業をかなえたタイミングにさかのぼります。お世話になった師匠のもとでの修行期間を経て、支店を任せていただけるようになりました。

　当時、治療系の施術ができる女性整体師はほとんどいませんでした。そのため、お店の経営はスタートからとても順調で、日々満員御礼の状態が続いておりました。

　でも、私自身は手放しで喜ぶことはできませんでした。成長をせず現状維持を続けるということは、後退につながります。
　「この状態にあぐらをかいていたらきっと数年後にはダメになる。いつか女性整体師が珍しくなくなる時代もくるだろう」
　そう考え、**他店との差別化を図るためにも、私にしかできない独自のメニューを作りたい**と思うようになりました。自分にしかできないこと、ほかにはない独自のメニューを創り出したいという想いから、自身の今までの経験を活かせないかと模索しました。
　そこで浮かんだのが、私の以前の職体験でした。ウェディングプランナーや結婚式司会の経験を積んでいたのです。

「ブライダル」と「整体」は対極のもの！？

　当時、「ブライダルエステ」という言葉はありましたが、「ブライダル整体」という言葉は存在しませんでした。思うに、当時の整体のイメー

ジが結婚式とは正反対であったからだと思います。

　女性整体師が少ないことに加え、整体という施術に抱くイメージもブライダルとはほど遠いイメージでした。屈強な雰囲気の男性施術者が簡素なカーテンで区切った雰囲気の中で、バキバキ、ボキボキと音が出るような施術をするのです。

　結婚式を控えた女性が好むような、清潔感のあるキラキラした美しい空間ではないし、美と癒しを求めて来院するという雰囲気では全くありません。

　つまり「ブライダル整体」という言葉は、全くかみ合わない正反対にあたる二つのワードの融合だったのです。

　しかし私は、これが自分にしかできない特別なプロジェクトであり、花嫁さんたちにとって有益な内容になると確信していました。**整体のイメージを変え、新しい領域を切り開くチャレンジ**です。

　一生に一度の大切な日に向けて、美と健康の両面をサポートすることで並走者としてのサービスを提供することができると思ったのです。

花嫁が憧れる整体院を目指す

　そこから、ブライダル整体について自分なりの考え方や想いをのせて、作り上げていきました。

　自分がクライアントだったら、どんなところだと通いたくなるだろう？

自分が通いたいと思えるサービス内容は？
自分が通いたいと思える店舗の雰囲気は？
メニューの価格は？

　常に自分で自問自答しながら考えました。

当時主流だった整体とは真逆の雰囲気で、どちらかというとエステの雰囲気に近いような、女性に好まれそうなイメージの内装を選びました。自分ならこんな整体院に通いたいなあ、と思ったからです。

　サロン内の雰囲気だけをみると、リラクゼーション系のサロンなのかなと思いきや、行なう施術は、本格的な治療系の施術です。

　その場で効果が感じられる、効果が実感できる、結果重視のサロン。けれど、雰囲気はリラクゼーションな癒し空間……。私の理想の雰囲気と施術内容を提供する整体院ができあがりました。

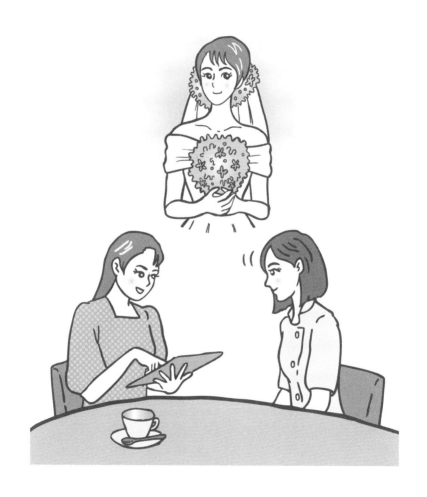

ブライダル整体が支持される理由

「理想のサロン」を考えると……

「はちが整体院」は、クライアント様の立場に立って思い描き、私の理想を目一杯盛り込みました。結果、私と同じ価値観を持った方々に多く支持していただき、整体院運営に結果を出せたのだと思います。

　サロンや治療院などで従事者として働いている施術者の方の中には、いずれ独立を目指している方もいることでしょう。そこで、私が独立開業する際に考えた「**理想の治療院**」について、もう少しわかりやすく、掘り下げてみたいと思います。

「こんな整体院に通いたい」と、私が具体的に挙げた内容です。

- 高級感があって清潔でリラックスできる女性専用の空間。できれば貸し切り。
- アフターカウンセリングで営業をかけてこない（次回予約を迫ってこない）。
- 適度な値段（高すぎるのは困る。内容に納得できる金額）。
- 自分への特別感がほしい。
- その場で結果が出る確かな技術（数日後ではなく）。

　それぞれに理由があります。たとえば、女性専用や貸し切りにしようと思った理由は、整体を受けたあとというのは、髪も化粧も崩れ、ひどい様相になるからです。できれば人に会いたくないと思います。でも貸し切りであれば、ほかの人の目を気にする必要がありません。

清潔感については、以前私がお客として施術を受けに整体院を訪問した際、こんな経験をしました。とんでもなく汚いタオルを使い、トイレは汚く、悪臭が漂っています。２度と行きたくない店舗でした。

　アフターカウンセリングでの営業については、エステサロンで見受けられますね。「次回予約をとるまで帰しません！」といわれているようで、ついには行かなくなってしまいました。
　スタッフの営業ノルマもわからなくはありません。しかし、このやり方は顧客を増やすのに、かえって悪影響ではないかと私は思っています。

自分の体験、価値観を大切に
　さまざまな整体やエステに行ってみてこれはうれしいなと思ったこと、これはいやだなと思ったことを、自分自身の経験から取り上げて行ったのです。そのうえで、**いいと思う要素だけを集めよう**と思いました。実現したら、すごい整体院になるんじゃないかと考えると、ワクワクがとまりませんでした。
　そして実際に上記の内容すべてを形にし、私が本当に通いたいと思う整体院ができあがりました。
　そこに、私独自のオリジナルメニュー「ブライダル整体」を加えたのです。結果、他にはない整体院となったのではないかと思います。

　そんなわけで、私の行うブライダル整体が支持していただける理由は、
・唯一無二であること
・結果が目に見えてわかること
この二つかなと思っています。

八賀式ブライダル整体の特徴①

ドレスの似合う姿勢に

　美しい姿勢であるかどうかは、花嫁さんのドレス姿の印象に大きく影響します。施術の際に私がまず注目するのは、花嫁さんが選ぶドレスのデザインです。**デザインにより調整すべき箇所が少しずつ異なります。**

　ドレスのデザインで特に大切なのは、ドレスの上半身部分。首まわりのデザイン、スリーブ（袖）の形によって、施術のアプローチを変えています。

　たとえば「ビスチェ」。肩ひもがなく、首からデコルテ、肩甲骨あたりまでと露出箇所が広めなのが特徴。シンプルながらも花嫁の美しさを引き立てるドレスとして定番人気です。露出が多い分、姿勢が美しいほど魅力が際立ちます。まんべんなく施術をすることが多くなります。

「オフショルダー」は、肩を出しながら二の腕を覆うデザインです。露出する部分と覆われている部分のバランスで、コンプレックス箇所を隠しつつ華やかさも演出できるため、人気があります。姿勢矯正は軽めにし、お顔の施術に重点を置いています。

「ハイネック」は、クラシカルな雰囲気が魅力のデザインです。首を覆うように襟が立っており、上質でスタイリッシュな雰囲気を演出します。

　このデザインは、首が長く顔まわりがすっきりしている方に似合いますので、首からフェイスラインを重点的に施術を行います。

　また、スリーブの形も重要です。ノースリーブや半袖、ロングスリーブなど、デザインによって見え方が大きく変わりますので、施術の方針もデザインに応じて変えています。

八賀式ブライダル整体の特徴②

鎖骨を出して胸元を美しく見せる

　胸元が広くあいたデザインのドレス、たとえばビスチェやオフショルダー、ワンショルダーなどは、鎖骨の美しさが際立つ素敵な選択肢です。鎖骨がくっきりと見えることで、華奢で繊細な美しさが演出されます。

　美しい鎖骨を引き立たせるためには、まず美しい姿勢を作ることが欠かせません。首から肩のバランスを整え、猫背や丸背を改善するための施術を行います。

　結婚式において、胸元の美しさは重要な要素の一つです。鎖骨を見せることで女性らしい魅力が引き立ちますが、美しい姿勢がその演出をさらに際立たせます。整体施術を通じて、花嫁さんの美しい姿をより一層輝かせます。

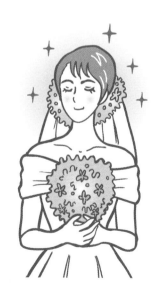

八賀式ブライダル整体の特徴③

後ろ姿を印象的にする肩甲骨をつくる

　ウェディングドレスを着用した後ろ姿に憧れる方は少なくありません。長いトレーンを伸ばし、後ろから、また、斜め後ろからの写真は、どの花嫁さんも大切に撮影されるショットです。挙式や披露宴では、列席者からも360度全方位から見られるため、後ろ姿も重要な要素となります。

　後ろ姿の美しさを作るために欠かせない要素の一つが、肩甲骨です。肩甲骨はしばしば「**天使の羽**」と称されるほど、美しいラインを描くことができます。バランスのとれた二つの肩甲骨がくっきりと出た背中は、非常に魅力的です。また、背中を大胆に露出させるデザインのドレスも人気がありますが、そのようなドレスを着こなすためには美しい肩甲骨が不可欠です。

　肩甲骨を印象的にするためには、猫背や丸背の改善はもちろんですが、**背骨と肩甲骨のバランスを整える**ことが重要です。整体施術を通じて、花嫁の後ろ姿を美しく演出し、特別な日の思い出をより素晴らしいものにするお手伝いをしています。

八賀式ブライダル整体の特徴④

全身をバランスよく見せる小顔

　多くの花嫁さんは、ウェディングドレスを着る際には普段使わないようなハイヒールを合わせることが一般的です。新郎との身長差で大きな支障がなければ、できるだけ高さのあるハイヒールを履くことで足を伸ばし、顔を小さく見せる効果を期待します。

　ハイヒールを履くだけでも顔を小さく見せる効果はありますが、一生に一度の大切な結婚式。花嫁さんたちは、できることならさらにもっと全身のバランスを美しくしたいと願っていることでしょう。

　そこで私のサロンでは、**小顔矯正の施術**をフルで行います。また小顔を際立たせるためには首も重要です。**ほっそりとした首を作るために、頭蓋骨の調整と併せて、頸椎の歪みもしっかり調整**します。

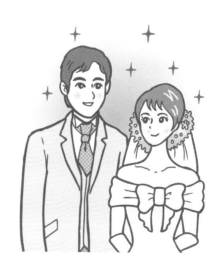

八賀式ブライダル整体の特徴⑤

口角の上がった美しい笑顔

結婚式当日に「口角の上がった美しい笑顔」を作ることができるかというのは、多くの花嫁さんの悩みです。撮影が多い結婚式。理想の表情を出すことに、不安を感じる方が少なくありません。

一般的に、美しい笑顔は口角が左右対称に上がり、上の歯が見える状態です。しかし、撮られ慣れたモデルさんでもない限り、カメラを向けられた状況で簡単に美しい笑顔を作るのは難しく、特に結婚式のように長時間にわたって撮影が続く場合は、笑顔を維持することもたいへんなのです。

「笑顔が苦手」という方もいますが、美しい笑顔を作るためには、施術とトレーニングが有効です。**頭蓋骨の調整とともに、下顎もしっかりと調整**します。

また、併せて自宅でも簡単にできるトレーニングをお伝えしています。それは、**奥歯で割り箸を噛んで3分間キープする**だけのものです。このトレーニングは、口角を上げる感覚を身につけることを目的としています。さらに、**鏡の前で上の歯のみが見える笑顔を作る練習**も効果的です。このときに、歯を食いしばらず、**奥歯は緩めた状態で行う**ことがポイントです。

結婚式での撮影に不安を感じる方々にとって、美しい笑顔を作ることは重要な課題です。整体施術とトレーニングを通じて、自信を持って素敵な笑顔を作ることができるようサポートしています。

八賀式ブライダル整体の特徴⑥

大きな目で印象づける

　挙式や披露宴では、全身写真だけでなく、アップの姿もたくさん撮影されます。最近では、新郎新婦が、したくから披露宴終了までの写真やビデオ撮影を会場に依頼するケースが増えています。そのため、花嫁のおしたくのシーンから撮影がスタートし、メイクやアクセサリーを身に着けるシーンなども写真に残されます。

　特に、控え室での写真では、印象的なアップの撮影が多くなります。そして、その中でも印象的なのは目元です。**美しいバランスのある目元を作るためには、頭蓋骨調整が必須**です。頭蓋骨はさまざまなパーツが組み合わさって形成されています。

　目元はもちろん、全体のパーツに注意を払いながら施術を行い、大きく魅力的な目元になるようバランスを調整していきます。

　このように、一口に「ブライダル整体」といっても、クライアント様の状況によって注目する箇所は違ってきます。さまざまな角度から、花嫁さんの「晴れの日」を最大に盛り上げるため、八賀式ブライダル整体は、ドレスのデザイン、そして実際にご本人のお身体を拝見し、ご本人のお悩みもうかがいながら、施術方針を考えていきます。

八賀式ブライダル整体は
常に進化し続ける

最新の知識を得るために

　最新の知識を得るためには、**さまざまな情報源を活用**しています。ま
ず、結婚式関連の情報サイトや業者さんのウェブサイト、結婚情報サイ
トやドレスショップ、ジュエリーショップのサイト、ＳＮＳを定期的に
チェックしています。そこから結婚式の最新トレンドや需要の変化など
の情報を得ています。

　街を歩く際にもドレスショップのショーウィンドウから最新のドレス
の傾向を把握することもあります。また結婚関連の仕事をしている知人
からリアルな情報や、その年の傾向についての話を聞くようにしていま
す。私は数年前からヨーロッパと日本を行き来する二拠点生活を送って
おり、ヨーロッパのドレスショップやウェディングケーキショップをの
ぞくなどして、楽しみながら海外トレンドの情報収集もしています。

ニーズに合わせるためにはどういった情報収集が必要か

　ニーズに合わせるためには、プレ花嫁さんのＳＮＳアカウントは貴重
な情報源の一です。Instagram やブログなどで、**現在のリアルな花嫁
さんのニーズを把握**します。現在の流行や傾向を把握することで、ブラ
イダル整体の施術をさらに効果的に行うことができます。

　もちろん、ブライダル整体でお越しいただく花嫁さんとのコミュニ
ケーションも欠かせませんが、ＳＮＳから得られる情報は、まだ**準備段
階の花嫁さんとの対話を深める際にも非常に有益**です。

ブライダル整体のカウンセリング

「第二のブライダルプランナー」として

　通常の施術でもカウンセリングを重視しますが、ブライダル整体の場合は特にカウンセリングは大切です。心身のお悩み等、通常の施術の際にうかがう内容と合わせて、クライアント様の結婚式関連の情報をカウンセリングシートを使ってリサーチします。

　結婚式関連の情報というのは、結婚式場へ下見に訪れると最初に必ず記入するカウンセリングシートに記載するような内容です。たとえば、結婚式の日取りや時間帯、規模、衣装や演出、準備関連をどうしたいか……などなど、結婚式へのご希望をリサーチするためのアンケートです。ウェディングプランナーはこの情報をもとに新郎新婦へご提案します。プランナーにとってとても大切な情報です。

　これと同じような情報をうかがい、第二のプランナーとして花嫁さんをサポートしていく。これが、八賀式ブライダル整体の基本です。

　これらの内容を聞いておくことで、どのタイミングで、どのようなコンディションに持っていく必要があるかを把握します。これで、そこに向かうためのスケジュールを立てることができるのです。

「最良の日」に最高の美しさで

　スケジュールの立て方は、ゴールから逆算するような形でご提案をしています。

　たとえば、結婚式当日をゴールとするならば、結婚式当日にベストコンディションになるように、気になる箇所へアプローチするための施術

やそれにより身体にどのような変化がでるのか、そのための通院のペースをご提案します。

　またゴールというのは、結婚式当日だけではありません。たとえば前撮り。前撮りについてはここ最近、プロカメラマンを外注し、屋外でのロケーションフォトをされる方も増えています。一生に一度くらい、女優さんのような体験をしてみたい！と気合いの入った前撮りを予定されている方も多くいます。そうなると、前撮りも大切なゴールの一つとなります。

結婚式というゴールまで花嫁さんの伴走者に

　ほかにも、結婚式に絡んでゴール設定をしたいイベントはたくさんあります。両家の顔合わせや式場のお食事会イベント、お友達によるお祝い会。結婚式が決まった花嫁さんにとっては、写真撮影をする可能性のある日すべてが、ゴールになりうるのです。

　できることならどのイベントでもベストコンディションで迎えたいと思うのが、花嫁さんの心情です。そんな気持ちをうまく汲み取り、提案をする。そして、一緒に決めたゴールに向かい、並走していきます。

　数か月前から来院し、スタートされる花嫁さんが多いので、一緒に過ごす時間は意外と長いのです。その過程で、結婚式についての悩み相談があったり、疲れていたり作業のたいへんさもあったりして、愚痴をこぼされる方もいます。

　身体のコンディションを手技で整え、美しく、そして健康な体にしてあげつつ、さらに心のケアも行うのです。そして結婚式の知識を活かしアドバイスもします。

　長い期間同じ目的に向かい、並走することで、姉のような、親戚の叔

母さんのような、そんな近い存在であると感じていただけるので、無事に結婚式を迎えられた新郎新婦様からは、たくさんの感謝の言葉をいただきます。感動で涙することも多々あります。これが、整体を超えるブライダル整体のやりがいと面白さだと、私は思っています。

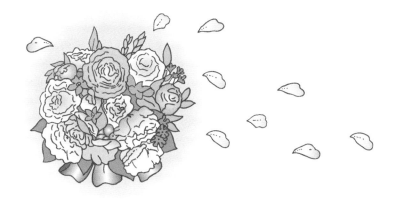

ブライダル整体の施術

　ブライダル整体の施術で使う手技については、前章でお伝えしたものが９割です。けれど、その力加減や力の方向性を変えることで、効果が変わります。そこに少しだけ新しい手技を加えていきます。

　施術の構成としては、通常の施術と同じく**ケースバイケースで判断**します。クライアント様が何を求めているかによって、内容は全く変わってくるのです。

　たとえば、痛いところもつらいところも全くなくて、とにかく見た目をきれいにしてほしい、という方の場合、その方向で施術を構成していきます。

　また、きれいになりたいのはもちろんだけど、腰も首もつらくて、体の不調もなんとかしてほしいという方の場合は、その方向で施術を構成していきます。つまり、どんなリクエストが来るかはその方次第なので、**完全オーダーメイド**で施術を行なっていきます。

　さらに細かいところでは、今回は寝違えがあるのでそれをなんとかする方向で施術を行う。次回ご来院時には、寝違えはだいぶ改善されたので肩甲骨を美しく出せるように美容系施術に時間を割く。など、その時のその方のコンディションにより、毎回施術内容も微調整していきます。

　完全オーダーメイドが基本ではありますが、一例として施術の流れを一つご紹介したいと思います。

ブライダル整体 施術例

　大まかな流れや施術は、前述した治療目的の整体と同じです。ブライダル整体の場合も、不調箇所があれば改善し、クライアント様のご希望に応じたお悩みを解決していきます。全体の時間配分としては、美容目的の場合はその施術に多めの時間を使うケースが多くなります。

〔1〕 うつ伏せの施術

①足の牽引

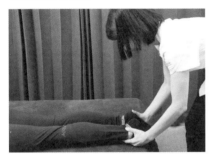
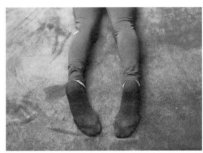

足の長さを確認する。

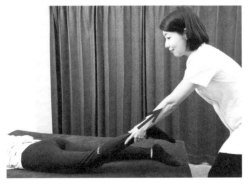

足首を両手で支え、短いほうから牽引。次に長いほう、そして最後にもう一度短いほうを牽引すると左右のバランスが揃う。

※牽引する際一気に引くのではなく、じわじわとゆっくりゆっくり引いていく。膝が持ち上がったのを確認したら、大腿が上がっていくのを確認、そして股関節が上がり、腰まで牽引がかかるという流れにする。

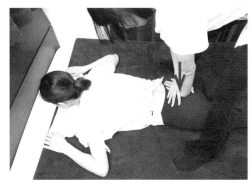

両手を重ねて仙骨に当てる。じ
わじわと、少しずつ体重をのせ
ながら圧をかけていく。力を抜
くときも、逆にじわじわと抜い
ていく。

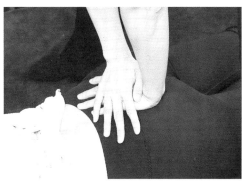

※心地よさは力を抜くときに出
る。

③歪み確認

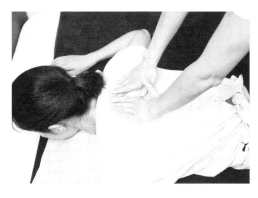

両手を重ね、中指を揃えて、頸
椎から仙骨に向かい、背骨をな
ぞるように歪みを確認する。

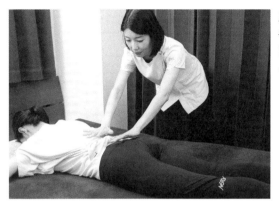

片手を骨盤にのせ、反対の手は腰椎から胸椎あたりに。骨盤側の手をゆっくりと揺らす。

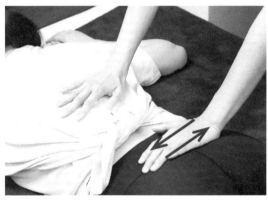

さらに、胸椎から腰椎にのせているほうの手を揺らす。腰椎から胸椎の箇所を少しずつ位置を移動させながらまんべんなく揺らしていく。

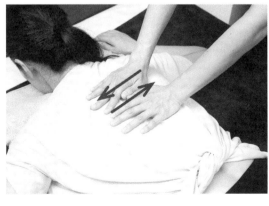

身体の大きい方に施術をする際、重さでうまく揺らせない場合、骨盤側の手をもう片方の手に揃え、両手でゆっくり揺らす。

〔2〕横向きの施術

①肩甲骨の牽引

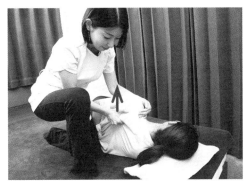

片手は肩甲骨、片手は肩前面を軽く支える程度に捉える。肩甲骨を垂直に上方へ牽引。

※**肩まわりの施術は、肩こりなどの不調改善だけでなく、猫背や丸背を改善するためにも大切です。**ぜひ、ブライダル整体でもしっかり取り入れましょう。

②腕回し

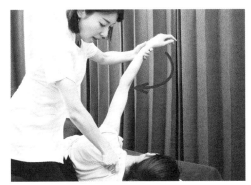

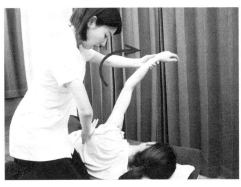

片方の手で手首を持ち、下から上・内から外の流れで回す。それと同時に、反対側の手で背中の上部半分に手の重さをのせる。

※**指先の圧は数g程度。まんべんなく背中の片側全体に触れていくイメージで。**

腰まわりの施術について

　ブライダル整体の場合、最小限にしてその分の時間配分を別なところに使うことが多くなります。

③骨盤揺らし

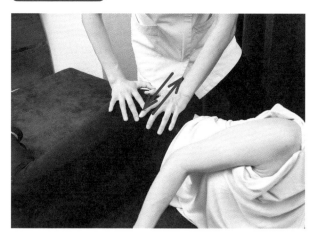

膝を揃えて抱え込むような体勢の横向きになってもらう。腸骨と大転子の位置を確認し、両手を揃えてパンをこねるようにゆっくりと揺らす。骨盤をきれいな形に整えていくようなイメージ。

④骨盤静圧

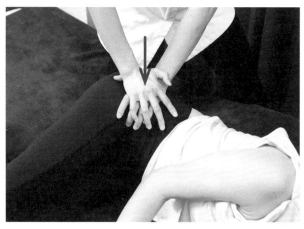

大転子と腸骨の間に両手を置き、地面が垂直になるようにクライアント様の身体のバランスを調整。そのまま垂直に圧をかける。

⑤５ポジションで背骨を揺らす

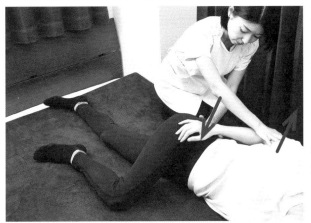

上半身は腰をひねるように背中側に重心を持ってくる。その状態で、腰と上半身をひねるようにゆっくりと骨盤を揺らす。重ねる足首の位置を５か所に移動させ、移動させるたびに骨盤を揺らす。

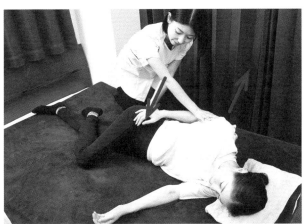

足首の位置が変わると、ひねりが加わる場所も変わるので、それぞれの位置で痛みを確認しながら揺らす。足首の位置は、折りたたむだけ→大腿→膝→ふくらはぎ→足首の流れで。

※クライアント様は、上の足を曲げ、下の足は伸ばす体制。
※痛いようであれば一つ前のポジションに戻し、少し長めに揺らし続けてあげると、次のポジションに移った時の痛みがなくなるか、かなり軽減されるはず。大丈夫そうであれば、また順番に位置を変えながらすすめていく。

〔3〕 仰向けの施術

①腕の位置調整

肩にのせた手を手首まで滑らせ、手首を持ち、軽く牽引。内側のひねりを外して、手首の牽引を外す。これで、肩が自然に外側に開く。

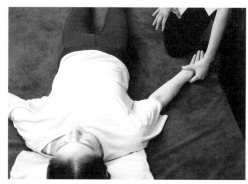

クライアント様の腕を体側から少し離した位置に置く。

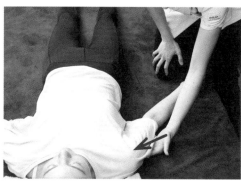

片手を上腕外側から腕の下に置き、反対側の手を内側から腕の下に置く。

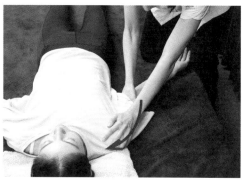

外側に入れた手を肩にのせ、軽く圧をかける。と同時に、内側の手で上腕を肩を開くようにひねる。

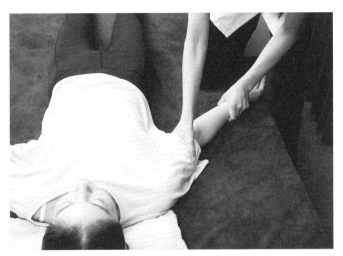

肩にのせた手を手首まで滑らせ、手首を持ち、軽く牽引。

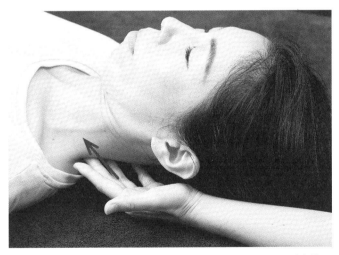

内側のひねりを外して、手首の牽引を外す。これで、肩が自然に
外側に開く。

・腕回し

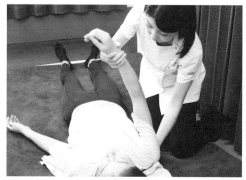

クライアント様の体重がかかるので、指で押さなくても自然と圧がかかる。まんべんなく背中の片側全体に触れていくイメージで。クライアント様の手首を持ち、下から上、内から外の流れで回す。それと同時に、反対側の手で背中の下に手のひらを入れて、指を軽く立てる。

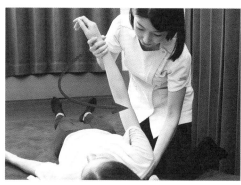

※クライアント様の体重がかかるので、指で押さなくても自然と圧がかかる。まんべんなく背中の片側全体に触れていくイメージで。

・肩甲骨を揺らす

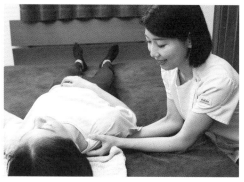

両手を肩甲骨の下に置き、両手で肩甲骨を包み込むように捉えて揺らす。

③頸椎の施術

・頸椎を揺らして緩める

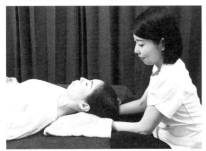

両手でゆっくりと頭を左右に揺らしながら頸椎を緩める。揺らすことが無意識にできるようになったら、中指と薬指をメインに使って数gの圧をかけながら揺らす。圧をかける場所は、頭のつけ根の部分から肩まですべて。指が届くところすべてに優しく触れていくイメージで。さらに、揺らしながら圧がかけられるようになったら、軽く牽引をかけながら同じ動きを行う。

※首がしっかり調整されていることにより、小顔矯正の効果は変わる。首の施術はより気合を入れて行う。少しでもしなやかで細く、長い首を目指す。

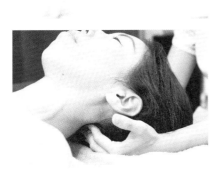

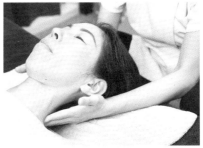

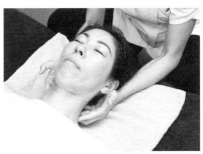

・斜め牽引

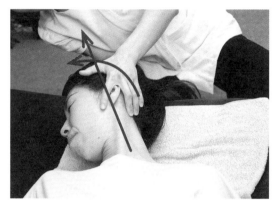

両手で頭を包み込み、斜め上方へ牽引する。

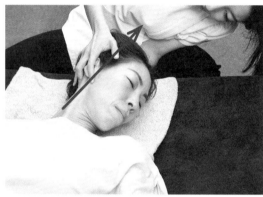

このときに、牽引したい方向に体を傾け、自分の体重を使って牽引をする。

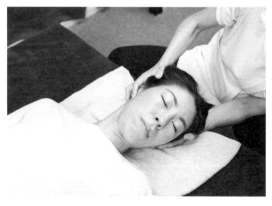

頭を引っ張るイメージで行う。

・胸鎖乳突筋の横引き

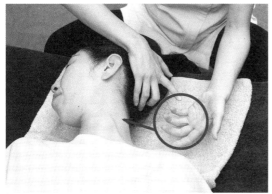

頭を片側に倒す。首の下に
４指（人差し指から小指）
を差し入れ、指先で胸鎖乳
突筋に引っ掛けるように捉
える。そのまま後ろ方向に、
ベッドと平行方向に引く。
手の形をいろんな角度から
確認（左手のこの形で首の
下に差し入れる）。

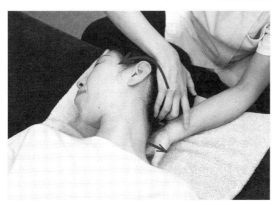

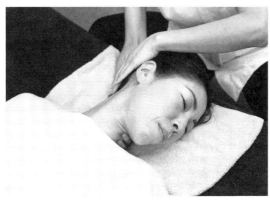

・頸椎のカーブをつくる

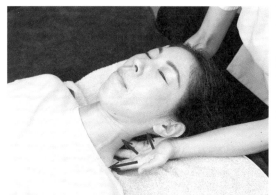

両手中指を使う。スタート箇所は胸椎1番と頸椎7番の間あたりの両サイド。頭蓋骨に向かい、頸椎一つ一つの隙間を広げていくようなイメージで、首に対して垂直に押し上げる。

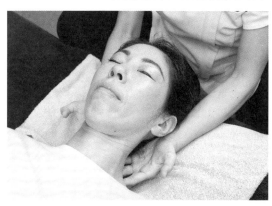

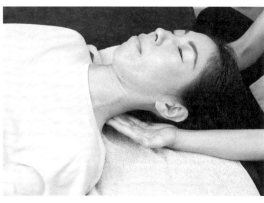

※背骨の真ん中（脊柱）を押すのはNG。

・鎖骨の静圧

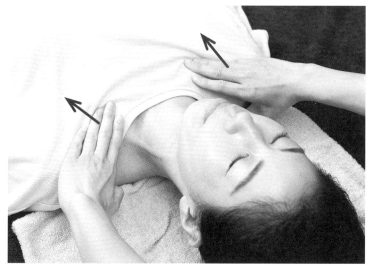

鎖骨の下に指先を平たく当て、下方向に軽く引く。
※１ｇくらいの優しい負荷で。

コラム　海外でセラピストとして働くには？　3

　国によりビザ取得条件の難易度は違います。たとえばオランダの場合、個人事業主として起業することが比較的容易であるといわれています（セラピストであれば、スポンサー会社を見つけて就労ビザを出してもらうより可能性は高くなります。家探しが非常に困難ではありますが……）。

　海外ならばどこでも OK という方であれば、アジア圏のほうが就労ビザを取りやすいと聞きます。各国のビザ情報については、頻繁に変更や改正が行われています。海外で働くことに興味がある方は、対象国のイミグレーション記載のある HP から、常に最新の情報を手に入れることをおすすめします。

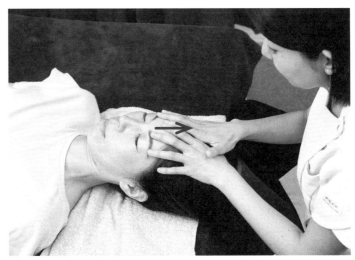

おでこに３指（人差し指、中指、薬指）をのせて圧をかける。この
ときの力加減は、数ｇの圧をかけながら１ｃｍ上方に引く程度の強さ。

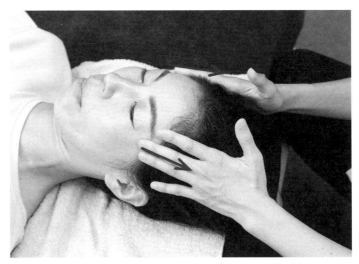

眉間に３指を当て、斜め上方に引く（上記と同じくらいの力で）。

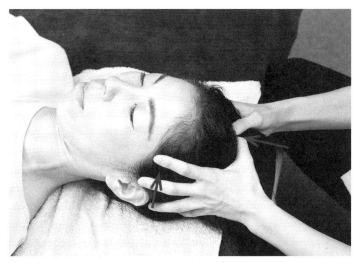

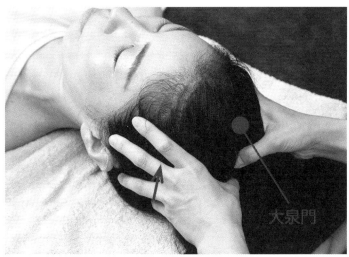

頭蓋骨を両手で包み込むように捉え、頭頂部に両手親指をのせる。両サイドから軽く圧をかけながら、頭蓋骨の大泉門あたりから矢状縫合に沿って少しずつ位置をずらしながら親指で圧をかけていく。
※両サイドの圧はなるべく緩めない。これを何度か繰り返す。

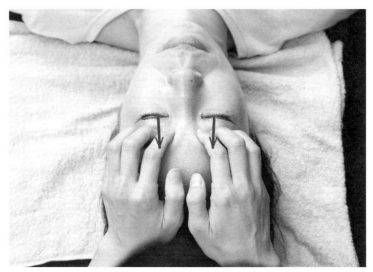

眉間に中指と薬指をのせ、上方に軽く引く。

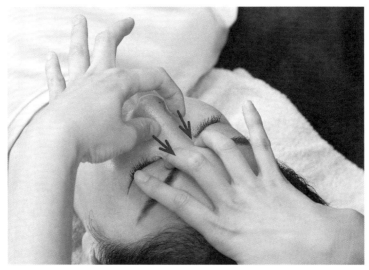

反対の手の親指と人差し指で鼻骨を捉え、左右に揺らす。

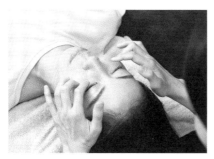

頬骨に両手３指を当て、目の下から頬骨の下までをリズミカルに指でトントンと軽くたたく。頬骨の左右差がある場合、歪みを改善したい方向に圧をかける。

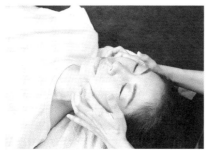

４指（人差し指から小指まで）を使い、エラ部分を広い範囲でリズミカルにトントンと軽くたたく。咬筋を緩めるイメージで。

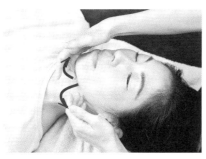

続いてフェイスラインの顎先から耳下にかけて、折り込むように親指で圧を加えていく。片側ずつ行う。

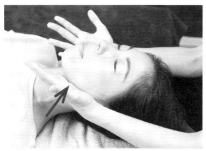

両手のひらでエラ部分を押す。

⑤足先捻転

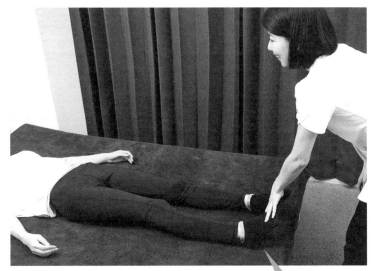

クライアント様の両足親指を内に寄せ、
片手の親指と中指＆薬指＆小指で足先
を捉え、左右に揺らす。揺れがだんだ
んと上方に広がり、全身が揺れていっ
たらそのまましばらく揺らす。

〔4〕座位の施術

①肩まわりの施術数種類

・腕を揺らす

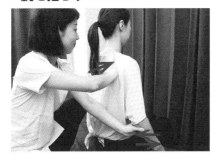

手がクロスするように、片方の手はクライアント様の腕、片方の手は背中に当てる。腕を持つほうの手で腕をゆっくり揺らす。揺らす方向はクライアント様の心地よい方向とリズム、スピードで。なるべくゆっくりと動かす。反対の手は、背中の半面全体に触れていく。

上の写真を横から見ると……

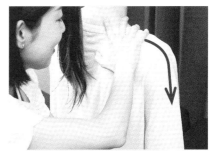

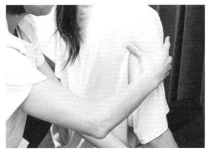

※指先には5g程度の圧。手の重さをのせるようなイメージで位置を変えながら背中から肩、腕に触れていく。

・腕回し

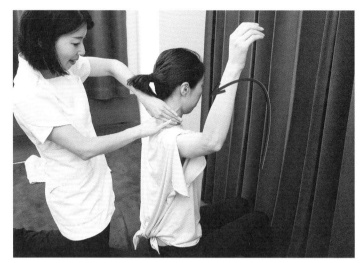

クライアント様には、腕を後ろに回していただく。

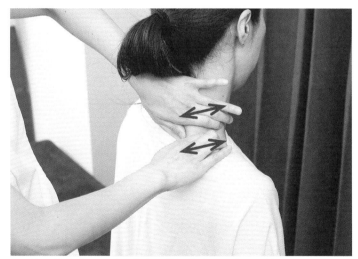

その間、施術者は両手で片方の僧帽筋をつかんだり離したりを繰り返す。つかむ際には鎖骨側の力はなるべく抜き、背中側にくる親指に力を入れる。5〜6回してもらったら止めていただき、止めている間に両手で僧帽筋をスライドさせるように揺らす。これを数セット繰り返す。

・肩甲骨はがし

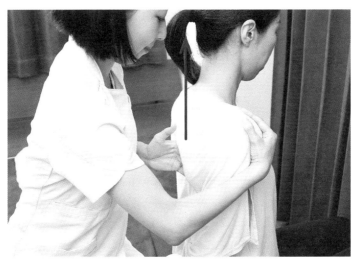

手のひらの人差し指側ですくい上げるように、肩甲骨を上方へ持ち上
げる。もし指が肩甲骨の隙間に入らなければ、無理に入れず手のひら
で挟み込むように上方に持ち上げる。

> コラム　日本＝ Shiatsu !?

　海外の方に「私は日本でセラピストをしています」というと、「知っ
てるよ。日本だと Shiatsu（指圧）だよね」。こんなやりとりが何度
もありました。海外では、日本式の施術＝ Shiatsu と思っている方が
とても多いのです。さらに海外の方々が考える日本式の Shiatsu とい
うのは、うんと強い力でひたすら押すこと。私の施術とはだいぶ異な
るものです。

「Seitai」についてはほとんど知られていないため、どんなものかを
尋ねられた際には「イギリスのカイロプラクティックとオステオパ
シーに似ています」とお伝えしています。まだあまり知られていない
からこそ、可能性が広がる。整体の未来にワクワクしています。

・前屈静圧

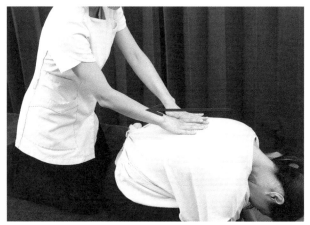

両手中指を頸椎のほ
うからスライドさせ
ながら背中の歪みを
確認確認

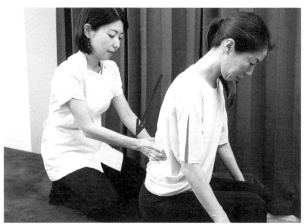

クライアント様には、
座位のまま前屈をす
る、起こすを繰り返
していただく。骨盤
と腰椎の境目あたり
に両親指をセットす
る。しっかり固定を
する。親指は常に下
方へ力を入れ続ける。
背骨の間隔を広げる
ようなイメージで牽
引をかける。

※クライアント様に、前屈、起こすを繰り返していただく間、
親指での牽引はそのまま継続。

・左右倒し

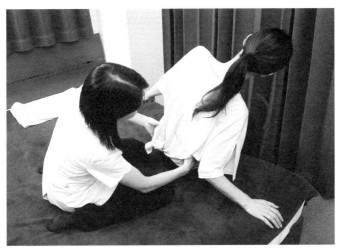

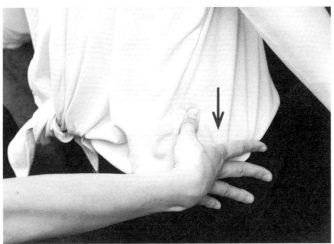

クライアント様には、両手を横に突いていただいてもよいので、座位のまま左右に体を傾ける動きを繰り返していただく。その間、骨盤を下方へ牽引するように親指で力を加える。

・骨盤まわりの微調整

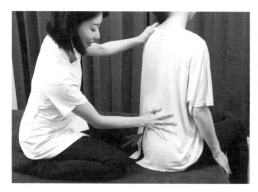

左右のバランスをみながら、骨盤へ手のひらでトントンと刺激を与える。背骨から骨盤にかけてのバランスと、前後の歪みの微調整。

・姿勢矯正

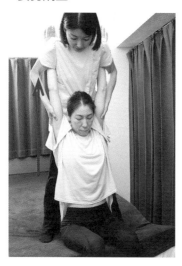

両手をバンザイしていただき、クライアント様の両腕を上方へ牽引。後ろへ引いた肩がなるべく戻らないようにゆっくりおろす。

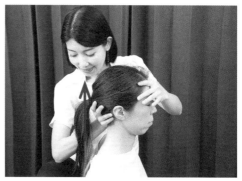

頸椎の牽引。このときに腕の力だけでは頭部の重さがかなり厳しいと思うので、自分の膝や脇腹に肘を当て支える。クライアント様の呼吸をみながら、牽引状態をキープする。

〔5〕立位の施術

①立ち座りの調整

クライアント様には、座位からスタート
して立ったり座ったりを繰り返していた
だく。

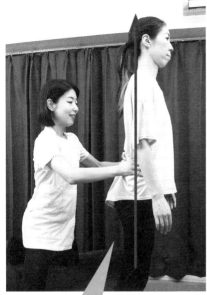

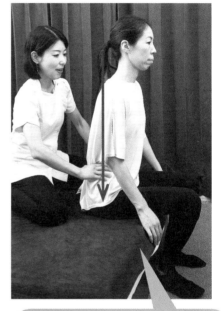

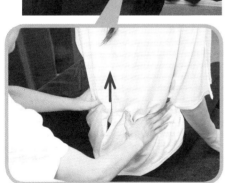

その間、その動きをサポートするように、
骨盤の少し上の両起立筋に親指を沿わせる
ように起き、立ち上がるときには親指を上
方へ1cm。座るときには親指を下方へ。

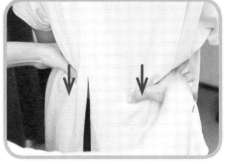

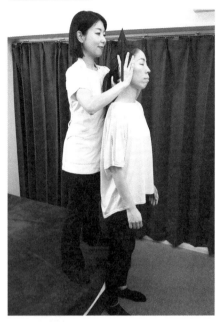

施術の一番最後に立ち上がっていただいた状態で、頭蓋骨を親指の根元で下から包み込むように捉え、親指で軽く持ち上げる。そこで数秒キープして施術終了。

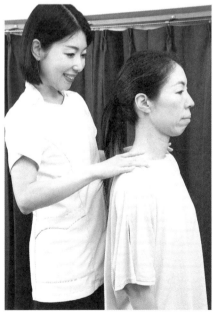

※施術が終わったあとは、ご希望に応じてドレス着用時の歩き方、美しく見えるブーケの持ち方、目線の配り方、笑顔の作り方、撮影時のポージングなど、一緒に練習をします。
よいコンディションで上記のような動きをしたときの感覚を、体感して覚えていただきます。クライアント様によっては、当日の緊張を少しでも緩和するために、毎回練習をされる方もいます。

第5章

愛されながら一生続けられる
セラピストに

愛されるセラピストになるために

　これまでサロン運営をしてきて、クライアント様に喜んでいただくために、私が大切にしてきたことがあります。これは技術以外の点で、私が重要だと思っていることです。下の7つの項目を一つ一つ意識することで、技術への信頼に加えて、クライアント様から支持していただけると考えます。

クライアント様に支持される7つのキーワード

共感力（求めているものを感じ取る力）

ヒアリング力

誠実さ

特別感

ポジティブな雰囲気

清潔な身だしなみ

魅力的であること

●共感力

これはもう、とにかく絶対に必須な力だと思います。

今目の前にいるクライアント様が何を考えているのか。何を求めているのか。

クライアント様の**心の動きを繊細に読み取るチカラ。それに対して的確なリアクションをとる反射神経。**

体に触れ、施術を行うボディワーク系のお仕事をする私たちにとっては、これがなくては仕事にならないと思うくらい、一番大切なものだと思っております。

私は整体師になる前は、結婚式や不動産といった営業の仕事に携わっていました。その頃は営業関連の本を読み漁り、セミナーや研修でも学ぶ機会をいただき、共感力についてはずっと学び続けてきました。

また、幼少期は父親の仕事の関係で、数年に一度引っ越しをしていました。小学生時代は特に転校が多い生活を送り、数年おきに新たな環境で友達を作らなければなりませんでした。そこから、自然と共感力が鍛えられ、今に役に立っているように思います。小学5年生の間に3か所で過ごすことになったのも、今振り返るとよい思い出です。

●ヒアリング力

相手の気持ちを読み取り、それに対してリアクションをとる共感力と合わせ、大切になってくるのがヒアリング力です。

ヒアリング力とは、クライアント様から要望を聞き出すチカラです。話しやすい空気感を作り、話したくなるような気持ちになっていただけるよう持っていくということがとても大切です。

クライアント様の**心の中にある要望や思いをいかにアウトプットしてもらえるか**で、満足度をよりアップさせることができる。それにより、

その先につながる可能性が出てきます。

●誠実さ

　これも私がとても大切にしているものの一つです。

　売上を上げたいというのは、サロン運営をするオーナーであればどうしても切り離せないことでしょう。他方、サロン勤務のセラピストであれば、ノルマが課されることが多いので、ノルマ達成を目的に仕事をする方も多いかと思います。

　しかし、クライアント様のための仕事ではなく、自分の売上やノルマを達成させるための施術をすることで、誠実さが欠けてしまう可能性があります。私自身もたくさんのサロンをまわって見ていく中で、実際にそういったセラピストさんをたくさん拝見してきました。

　でも、今、目の前の状況が直接的な売上につながっていないとしても、クライアント様に対して**誠実にお仕事を続けることで認められ、結果的に長く続けていけるようになる**ものだと私は思っています。一見まわり道をしているようで、焦る気持ちが出てくるかもしれません。しかしここは「急がばまわれ」で、一人一人のクライアント様に集中することが、結果的に実績を作るには最も近い確実な道だと考えています。

●特別感

　これはリピートにつながる大切なポイントです。平等、というのはよい響きですが、サロンワークにおいて平等が最もよいとは限りません。長く通いたいと思ってくださる、ファン化したクライアント様に囲まれて過ごすことほど、施術者にとって幸せなことはありません。

　そんなファンを増やすためには、特別感を演出することが近道だと思っています。多少の「えこひいき」はあったほうがよいと思うのです。一度きりのクライアント様よりも、何年も通い続けてくださるリピー

ター様を増やしたいと思うなら、「**私にとってあなたはとりわけ大切なクライアント様です**」という気持ちを伝えるための演出をする。この特別感の演出は、お互いにウィンウィンな状態を作るためにとても効果的だと思っています。

　たとえば、ブログでイニシャルトークにし、クライアント様へラブレターを書いたり、施術時の会話内容を覚えて次回に活かしたり、私の過去の職歴やプライベートの経験を活かしてお悩みに答えたり（不動産や介護、就活、婚活、海外関連のこと等）……。

　アイデア次第で、クライアント様に特別感を抱いていただけ、ファンになってくださる行為はいろいろとあると思います。気になる方は、ぜひ、私の施術やスクール、セミナー等でこっそりとお尋ねください。「特別に」お伝えします（笑）。

●ポジティブな雰囲気

　人が、整体院やサロンに行きたいなと思うときというのは、体や心に不調があるときだと思います。なんらかの不調があるために、それを改善してほしい。元気になりたい。だからご来院される。

　だからこそ、施術をする側が元気で健康でポジティブな雰囲気をまとっていることはとても大切なのです。

　たとえばもし、施術者が何らかの悩みを抱え、それが表面に表れていたらどうでしょうか。どんよりとした雰囲気でしかめっつらで施術をしていたら、すごくイヤですよね。クライアント様はますます不調になってしまいそうです。

　施術者も人間です。家庭内が不和になっていたり、子どものことで何らかのトラブルを抱えていたりと、プライベートの悩みは必ずあるものです。それでもクライアント様と接するときには、そういった感情をオ

フにしてください。

　ポジティブな雰囲気をまとい、仕事に集中することがプロの施術家として必要な要素だと思っています。

●清潔な身だしなみ

　これはもういうまでもありませんね。清潔であることは人に関わる仕事をするうえで、最低限必要なことです。整体師やセラピストだけなく、接客業の方すべてにとって必要なことかと思います。

　施術はクライアント様と触れ合わずに行うことはできません。ごく至近距離で接するのですから、特に口臭、頭皮の臭い、衣服の半乾きの臭いなど、**臭い系の対策は絶対必須**です。

●魅力的であること

　美男、美女である必要はありませんが、人として魅力があることが大切だと思います。先生にまた会いたいな。お話したいな。顔を見るだけで元気がもらえそう……というように思っていただけるような、**人間としての魅力を深めていく努力**をすることが、愛されるセラピストになるために必要なことだと思っています。

　そのために、自分がどういうことに興味があり、普段どんなことを考え、行動しているのかをクライアント様に知っていただくために、SNSで発信するようにしています。私は、起業当初から毎日ブログを書くことが日課になっています。

最優先はクライアント様の満足

順調な経営の秘密

　最後に集客について、少しお話をします。

　私の整体サロンは、2014年に開業しました。この間、さまざまな仕掛けをしながら、運営してきました。コロナ禍ではもちろん、客足は減りましたが、それでも経営的に厳しい時期はなく、順調に運営をすることができています。

　なぜそんなに順調に経営できたのか。

　大きなポイントとしては、私のサロンの場合、**メインのクライアント様がリピーター様である**ことがあげられます。

　リピーター様で毎月の枠がほとんど埋まってしまうので、新規のクライアント様をそれほど必要としなかったというのが正直なところです。新規でお越しいただく方もほぼリピーター様になっていただけるので、月に数名の新規クライアント様にお越しいただけたら十分なのです。

　もちろん、クライアント様の生活状況は変わるので、お仕事や生活スタイルが変わるために通えなくなる。通う必要がなくなる。遠方に引っ越しをしたために物理的に通えなくなるという方もいます。なので、スケジュールの枠に多少の空きは出てきます。ただ、必要な集客はその枠分だけと考えると気持ち的にもとても楽になるかと思います。

　そのために必要なことは、クライアント様を一人でも多く集める努力をすることではなく、**クライアント様の満足度をあげて、リピーター様になっていただく**ことになります。

時代の流れを読み、チャレンジを続ける

　穴だらけのバケツで何度も水を汲みにいくよりも、穴の塞がったきれいなバケツで一度だけ水を汲みにいくほうが、効率がいいと思いませんか？　リピーター様が根づかないサロンは、穴だらけのバケツと同じ。つまりまだ、サロンがちゃんと整っていないのだと思います。

　それは、サロンの経営方針や、オーナー自身の気持ちなど、リピーター様が定着するための基盤ができ上がっていないということだと思います。とりあえずスタートしてみる、というのもよいかと思いますが、足りない部分や改善すべきところをなるべく早い段階で見極め、バケツの穴を塞いでサロン運営をすることをおすすめしたいです。

　集客方法については、時代の流れを読むことがとても大切だと思っています。私が起業をした頃のやり方はもう、今は通用しないと思っています。

　常に情報をアップデートしながら、新しいやり方をトライアンドエラーでチャレンジし続けることが必要です。現在もいろいろな方法にチャレンジし、模索し続けています。これらについては、私のSNSやブログなどでも発信をしていますので、興味のある方はぜひのぞいてみてください。

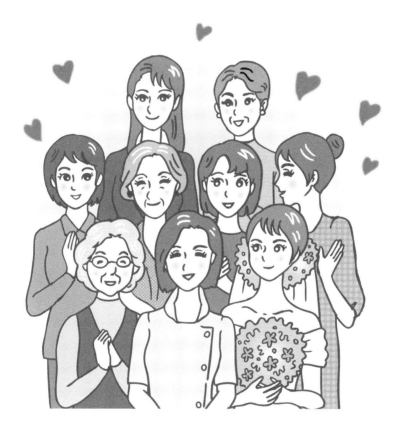

おわりに

　この数年間、日本独自の施術療法である整体を世界に広めるため、日本とヨーロッパを行き来し、活動してきました。日本人特有の繊細な感覚やホスピタリティの精神が、整体やセラピーに適していると信じ、その力を世界中の人々に伝えることで、日本の文化と技術の素晴らしさを広めたいと考えています。

　「整体」という言葉は、他の国の施術と比べると世界ではほとんど知られていません。そこで私は「整体」をもっと広めるため、一見整体とは全く関係ないように見えるようなことにも挑戦しています。

　その一環として、Ms.World International というコンテストへの参加があります。日本の魅力を伝えることを心に留めて参加し、アメリカで開催された世界大会ではありがたいことに３冠を受賞いたしました。

　また、ヨーロッパのセラピストとの交流や、世界で活躍する日本人セラピストに会う機会を持ち、さらにボランティア活動を通じて整体技術の有効性を示す努力を重ねてきました。その結果、海外でも整体が通用することを確信するに至りました。

　私の活動の目的は、単なる技術の広報だけではありません。日本人の施術の価値を世界により広めていくことで、日本人整体師、セラピストが世界で活躍できる土台を作りたいと考えています。

　なぜなら、若い世代にもっと海外を見て体験してほしいから。私の経験が、若き整体師やセラピストたちの成長や活躍につながり、日本と海外での文化交流や健康への意識向上に貢献できることを願っています。

整体を通じて、人々が健康な生活を送るための支援をすることは、私の生きがいでもあります。これまでの経験から、整体が人々の心と身体に与える効果を実感してきました。そのため、この使命を果たすべく、今後も日本と海外での活動を継続していく決意を新たにしています。

　この本があなたの心に届き、また日本の施術の素晴らしさを世界に広めるきっかけとなればたいへんうれしく思います。

　この場を借りて、素晴らしい機会をくださった頼もしい編集部の福元さん、施術モデルとしてお力を貸してくださった中田かんなさん、未熟だった私を導いてくださった整体の師匠達、そして日本や海外で私を支えてくださった皆様に、心から感謝申し上げます。皆様のあたたかいサポートがあってこそ、私の活動は成り立ちました。これからも、皆様とともに歩んでいけますよう、心より願っています。

　整体師・セラピストは本当に素晴らしい職業です。今すでにこのお仕事に携わっていらっしゃる方には、ますます楽しみながらお仕事ができるようになっていただきたいですし、これから挑戦をしたいと思われている方には、心より歓迎いたします。

　お仕事に誇りを持ち、毎日楽しみながらお仕事をされる施術者さんがひとりでも増えますよう願っております。

　2024年4月　桜雨の日に

八賀千枝

●著者紹介　八賀千枝（はちが ちえ）

整体師。ウェディング業界等、全く違う業界に従事していたが、名古屋である整体師の施術を受けたのをきっかけに、整体師への道を目指す。2014年に独立し、はちが整体院開業。前職の経験を生かした「ブライダル整体」はたいへん評判で、名付け親でもある。独自のメソッド、ブライダル整体のノウハウ、またリピート率90%という経営手法を、整体スクールやセミナーにて指導。

現在、日本の整体・セラピスト技術の素晴らしさを世界中に広めたい！という想いで、日本とヨーロッパに拠点を置き、世界中を行き来する生活を送っている。海外での活動前から予約がとりづらかったが、海外での活動でますます予約困難になっている。

2023年に Ms.World International 日本代表に選抜され、アメリカ・マイアミで開催された世界大会へ出場し、3冠受賞。Ms World International Elite（第1位）／Ms World International（第2位）／Ms Petite World International（第2位）

インスタグラム　@ chiehachiga　　　　**note** note.com/chiehachiga/

YouTube 日本と海外で暮らす女起業家
youtube.com/@HACHIGA

ブライダルからヘルスケアまで

美健整体

「力を出さずに結果を出す」施術の極意

2024年5月15日　初版第1刷発行

著　者　　八賀千枝
発行者　　東口敏郎
発行所　　株式会社 BAB ジャパン
　　　　　〒151-0073 東京都渋谷区笹塚 1-30-11　4・5F
　　　　　TEL　03-3469-0135　　FAX　03-3469-0162
　　　　　URL　http://www.bab.co.jp/
　　　　　E-mail　shop@bab.co.jp
　　　　　郵便振替　00140-7-116767
印刷・製本　中央精版印刷株式会社

©Chie Hachiga 2024
ISBN978-4-8142-0615-5　C2077

※本書は、法律に定めのある場合を除き、複製・複写できません。
※乱丁・落丁はお取り替えします。

撮影　　　　　　山野知隆
モデル　　　　　中田かんな
本文イラスト　　月山きらら（AGI デザイン）
デザイン　　　　石井香里

セラピスト、クライアントのお悩みを解決！オススメ書籍

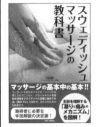

マッサージの基本中の基本!!
書籍　スウェディッシュマッサージの教科書

主訴を理解する「凝りと痛みのメカニズム」を図解！施術者に必要な手技解説の決定版！本書は、一流スパホテルのコンサルティングやセラピスト育成事業で活躍する著者が、国際標準の技術として通用する61の手技を精選。ベテランから初心者まで、傍に置いて、きっと役に立つ一冊です。

●大村滋著　●A5判　●248頁　●本体2,400円+税

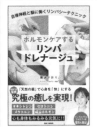

自律神経と脳に働くリンパシーテクニック
書籍　ホルモンケアするリンパドレナージュ

「天然の薬」で心身を「快」にする、究極の癒しを実現！リンパの流れをよくするだけでなく、成長ホルモンが分泌されて心も体もみるみる元気に！「疲れが完全にとれない」「すぐに疲労する」といった悩みを解消し、顧客満足度を一気に上げるメソッドを一挙公開します。

●難波かおり著　●A5判　●144頁　●本体1,600円+税

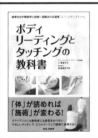

結果を出す解剖学と技術×信頼される接客「エフェクティブタッチ」
書籍　ボディリーディングとタッチングの教科書

「体」がよめれば「施術」が変わる！クライアントにも施術者にも負担をかけないやさしいタッチング、エフルラージュで確実に結果を出します。そして、「トークが苦手」「施術に自信がない」など、セラピストのお悩みを一気に解決！

●小澤智子著　●野溝明子監修
●四六判　●244頁　●本体2,000円+税

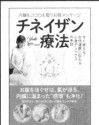

内臓もココロも整うお腹マッサージ
書籍　チネイザン療法

お腹をほぐせば、氣が巡る。内臓に溜まった"感情"も浄化！心身の癒しと免疫力アップ！身体の内部にアプローチして絶大な効果を発揮する療法を伝授します。便秘・ダイエット・不妊・腰痛・抑うつ・不眠・眼精疲労・更年期ケア・生理痛・冷え性など、現代日本人、特に女性に多い不調をスッキリ解消！

●Yuki著　●A5判　●152頁　●本体1,500円+税

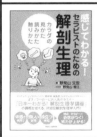

カラダの見かた、読みかた、触りかた
書籍　感じてわかる！セラピストのための解剖生理

カラダって、なんて面白いんだろう。なんて完璧なんだろう。もっと知りたい！カラダという不思議と未知が溢れた世界。本書は、そんな世界を旅するためのサポート役であり方位磁石です。そして旅をするのはあなた自身！自らのカラダを動かしたり触ったりしながら、未知なるカラダワンダーランドを探究していきましょう！

●野見山文宏著　●四六判　●175頁　●本体1,500円+税

アロマテラピー+カウンセリングと自然療法の専門誌

セラピスト
bi-monthly

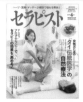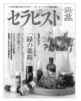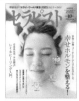

●隔月刊〈奇数月7日発売〉
●定価 1,000 円（税込）
●年間定期購読料 6,000 円（税込・送料サービス）

スキルを身につけキャリアアップを目指す方を対象とした、セラピストのための専門誌。セラピストになるための学校と資格、セラピーサロンで必要な知識・テクニック・マナー、そしてカウンセリング・テクニックも詳細に解説しています。

セラピスト誌オフィシャルサイト　WEB 限定の無料コンテンツも多数 !!

セラピストONLINE
www.therapylife.jp/

業界の最新ニュースをはじめ、様々なスキルアップ、キャリアアップのためのウェブ特集、連載、動画などのコンテンツや、全国のサロン、ショップ、スクール、イベント、求人情報などがご覧いただけるポータルサイトです。

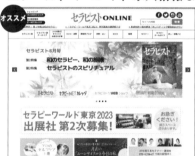

記事ダウンロード
セラピスト誌のバックナンバーから厳選した人気記事を無料でご覧いただけます。

サーチ＆ガイド
全国のサロン、スクール、セミナー、イベント、求人などの情報掲載。

WEB『簡単診断テスト』
ココロとカラダのさまざまな診断テストを紹介します。

LIVE、WEB セミナー
一流講師達の、実際のライブでのセミナー情報や、WEB 通信講座をご紹介します。

トップクラスのノウハウがオンラインでいつでもどこでも見放題！

THERAPY COLLEGE

セラピーNETカレッジ

WEB
動画講座

www.therapynetcollege.com/

 セラピー 動画 検索

セラピー・ネット・カレッジ(TNCC)はセラピスト誌が運営する業界初のWEB動画サイト。現在、240名を超える一流講師の398のオンライン講座を配信中! すべての講座を受講できる「本科コース」、各カテゴリーごとに厳選された5つの講座を受講できる「専科コース」、学びたい講座だけを視聴する「単科コース」の3つのコースから選べます。さまざまな技術やノウハウが身につく当サイトをぜひご活用ください!

 パソコンで
じっくり学ぶ！

 スマホで
効率良く学ぶ！

 タブレットで
気軽に学ぶ！

月額 2,050円で見放題！　毎月新講座が登場！
一流講師240名以上の398講座以上を配信中！